Yoga für Jeden

Kareen Zebroff

YOGA für Jeden

ECON-VERLAG GMBH · DÜSSELDORF · WIEN
FALKEN-VERLAG E. SICKER KG · WIESBADEN

Alle Rechte vorbehalten
Deutsch von Rosemarie Litzenberger
© Falken-Verlag Erich Sicker KG, Wiesbaden
Bestell-Nr. 0341
und
Econ-Verlag GmbH, Düsseldorf/Wien
ISBN 3 430 19945 x
Originaltitel: The ABC of Yoga
© 1971 Fforbez Enterprises Ltd., Vancouver
Fotos für Umschlag und Inhalt: Joachim Litzenberger
Satz: Typo-Studio Oberländer, Wiesbaden
Druck: H. G. Gachet & Co., Langen bei Frankfurt/M.
Bindung: Junghans, Darmstadt

Inhalt

Warum ich dieses Buch schreiben mußte 7

Was Sie wissen sollten 9

Was ist das eigentlich, Yoga? 9
Warum soll man Yoga machen? 11
Meditation 13
Ernährung 15
Wie man die Yoga-Übungen machen sollte 17
Was man bei Yoga-Asanas tun und was man lassen sollte 19
Kontrolle über die Atmung 21

Die Yoga-Asanas (Übungen)

47 Übungen für die Gesundheit 23
Armhebung 24
Arm- und Bein-Streckung 26
Aufsetzen 28
Augen-Rollen 30
Baucheinzieher 32
Baum 34
Becken-Streckung 36
Bein-Überschlag (Krokodil) 38
Berg 40
Blume 42
Bogen 44
Brunnen 46
Brust-Expander 48
Dreieck 50
Ellbogen-Schwung 52
Fisch 54
Gespreizte Beinstreckung 56
Haltungsgriff 58
Hand-an-die-Wand-Übung 60
Heuschrecke (Boot) 62
Japanischer (Diamant-) Sitz 64
Kamel 66
Katzen-Streckung 68
Kerze 70

Klinge 72
Knie- und Schenkel-Streckung 74
Knöchelbeuge 76
Kobra 78
Kopfstand (Anlauf) 80
Kopf zum Knie-Streckung 84
Löwe 86
Nacken-Rollen 88
Pendel 90
Perfekter (Lotos-) Sitz 92
Pflug 94
Pumpe 96
Querbalken 98
Rock'n Roll 100
Rumpfbeuge im Sitzen 102
Rumpfbeuge im Stehen 104
Schwamm 106
Sitzender Held 108
Skalp (Kopfhaut-) Massage 110
Twist 112
Zehen-Balance 116
Zehen-Twist 118
Zusammengerolltes Blatt 120

Atemübungen 122
Wechselseitige Nasenatmung 122
Reinigungs-Atmung 124
Tiefatmung 126
Kühlende Atmung 128

Übungen gegen spezielle Beschwerden 131
Übungen für bestimmte Körperteile 131
Übungen gegen spezielle Krankheitserscheinungen 134

Übungs-Programme 138
Die Zwölfer-Gruppe 138
Ein Fünfzehn-Minuten-Programm 138
Übungsprogramm zum Abnehmen 139
Yoga-Übungen im Büro 139
Yoga-Übungen für werdende Mütter 140
Yoga für Kinder 140
Ein halbiertes Übungsprogramm: morgens und abends 141
Yoga für Leute, die sich das Rauchen abgewöhnen wollen

Warum ich dieses Buch schreiben mußte

Die vielen Zuschriften bereits in den ersten Monaten meiner Yoga-Sendungen im kanadischen Fernsehen zeigten mir deutlich, daß ich ein Buch schreiben mußte.
Meine Zuschauer wollten mehr wissen, z. B. welche Bücher sie lesen sollten, welche Übungen für ihre Beschwerden geeignet wären, und vieles mehr. Und viele meiner Zuschauer gaben mir deutlich zu verstehen, daß sie weder Zeit noch Lust hatten, sich durch philosophische Abhandlungen oder mystische Verallgemeinerungen durchzuarbeiten. Sie suchten nach einer einfachen Richtlinie, einem Buch, in dem klipp und klar gesagt wird, wie man Yoga-Übungen macht und wofür sie gut sind.
Diese Fragen wurden zum Leitfaden für mein Buch. Ich habe ja selbst Yoga aus einem Buch gelernt, und daher weiß ich nur zu gut, was man von solch einem Buch erwartet. Die Übungen sind alphabetisch geordnet, also leicht zu finden. Vor jeder Übung beschreibe ich genau, wofür sie gut ist, denn schließlich will man vorher wissen, wozu man sich so viel Mühe gibt. Danach wird jede einzelne Phase der Übung genau und ausführlich erklärt. Auf diese Art kann man sich leicht noch einmal vergewissern, wie man langsam und schrittweise eine Stellung einnimmt. Eine nochmalige Wiederholung der Aspekte, was man tun und vermeiden sollte, schaltet die häufigsten Fehler aus. Am Ende des Buches sind Übungen zusammengestellt, die auf die individuellen Probleme und Bedürfnisse des Lesers eingehen. Ein Verzeichnis mit Übungen, die Ihnen helfen, mit Ihrem ureigenen Kummer – sei es die Gesundheit oder das Aussehen – fertig zu werden, rundet das Buch ab.
Ein Verfechter der reinen Yoga-Lehre wird wahrscheinlich Einwände gegen die „verwestlichte“ Art des Yoga in meinem Buch erheben. Aber wir sind Abendländer. Und unser Lebensstil, unsere Lebensauffassung und unser Rhythmus unterscheiden sich bereits vom ersten Tag an von der Lebensweise des Ostens.
Für Sie ist die Frage interessant: „Ist Yoga gut für mich?“ Meine Antwort ist ein begeistertes Ja. An dieses Ja ist nur eine Bedingung geknüpft: regelmäßiges Üben. Ob Ihre Probleme Stress, Sorgen mit dem Gewicht, das Älterwerden, Energieverlust, Muskelschwäche, ein kranker oder schwacher Rücken, schwerfällige Verdauung oder Falten sind, Yoga wirkt, und wirkt Wunder. Das behaupte nicht nur ich, sondern das steht in den vielen Briefen, die ich täglich von meinen Zuschauern und Lesern bekomme.
Ich kenne die Probleme, von denen meine Zuschauer berichten. Ich selbst hatte vor sechs Jahren fünfundzwanzig Pfund Übergewicht und war deprimiert. Ich lebte in einer Gemeinde, hoch im Norden Kanadas, zusammen mit meinen Kindern, alle drei unter fünf Jahren, und fühlte mich dauernd müde und lustlos. Die Kinder kränkelten, die Kontakte am Ort waren unbefriedigend, und ich tat mir immer mehr leid. Auch meiner Mutter blieben meine Probleme nicht verborgen. In einem Brief schrieb sie mir, wie gut ihr Yoga getan hatte, als sie in die Wechseljahre kam, und sie drängte mich, Yoga doch auch für mich zu entdecken.

Ich habe es getan, und es hat mein Leben vollkommen verändert. Durch die Yoga-Übungen und eine vernünftige Diät – viel Eiweiß, wenig Kohlehydrate – verlor ich mein Übergewicht in drei Monaten. Meine Energie stieg von Tag zu Tag, ich schaute die Welt mit anderen Augen an. Meine Kinder profitierten davon, sie hatten wieder eine geduldige, liebevolle Mutter. Meinen Haushalt packte ich mit beiden Händen, mit Schwung und Konzentration an. Meine Haltung und mein Aussehen wurden besser, ich fühlte mich hübscher, und war es auch. Mein Körper wurde elastisch und bekam Form. Überall habe ich Zentimeter verloren, auch an den Innenseiten der Schenkel, die mir von jeher Kummer bereitet hatten. Die Leute sagten mir, ich sähe um Jahre jünger aus. Aber am schönsten war dieses Gefühl der Frische, des Lebendigseins, dieses Gefühl, hellwach zu sein, die Persönlichkeit zu entwickeln und das Leben voll zu bejahen.
Heute ist ein Tag ohne meine Yoga-Übungen für mich nicht mehr vollständig.

Was Sie wissen sollten

Was ist das eigentlich, Yoga?

Den meisten von Ihnen ist Yoga schon ein Begriff. Aber seine genaue Bedeutung liegt oft hinter nebulösen Vorstellungen von bärtigen Weisen auf einem Nagelbrett, oder von Leuten, die zu den seltsamsten Zeiten auf dem Kopf stehen, verborgen. Dies sind Auswüchse des Fakirismus, von Fanatikern praktiziert, und haben nichts mit der wirklichen Lehre des Yoga zu tun, wie sie in den Sanskrit-Büchern dargelegt wird.

Ebensowenig ist Yoga nur etwas für die junge Generation, selbst wenn immer mehr Jugendliche Yoga für sich entdecken. Die wahre Schönheit von Yoga liegt in seiner unendlichen Vielfalt, die jedem, gleich welchen Alters, welchen Geschlechts, welcher Religion, etwas bietet. Yoga führt unmittelbar zum Erfolg. Ja, was ist Yoga dann eigentlich, und wie wirkt Yoga?

Grundsätzlich unterscheidet man zwei große Bereiche: Hatha-Yoga, mit seinen Asanas (den Körperstellungen) und Yoga der Meditation, von dem es wiederum fünf Formen gibt, z. B. Jnana-Yoga für Intellektuelle, eine Meditations-Technik, die auf Wissen basiert. Ein musikalischer Mensch wird sich vielleicht für Mantra-Yoga entscheiden, bei dem durch einen monotonen Sing-Sang ein trance-ähnlicher Zustand erreicht wird. Ein selbstloser Mensch übt schon unbewußt eine Form des Bhakti-Yoga aus, denn Bhakti-Yoga ist Yoga der Liebe und des Dienstes am anderen.

In diesem Buch geht es um Hatha-Yoga, die einzige Form des Yoga, die sich mit der Disziplin des Körpers befaßt. Natürlich ist es nur ein kleiner Teil des Ganzen, aber ein sehr wichtiger: denn Hatha-Yoga ist die erste Stufe auf der Leiter, die zum Endziel, dem Samadhi, der Selbsterkenntnis führt. Hatha-Yoga – den Körper beherrschen, damit sich Geist und Seele frei entfalten können. Yogi Sara Sangraha beschreibt Yoga folgendermaßen: „Seele und Geist werden ruhig und ausgeglichen durch die Beherrschung des Körpers und der Gefühle; der Weg führt zum Sichtbarwerden, dem Erkennen des Eigentlichen des wahren und höchsten Wesens. Dieses „wahre und höchste Wesen“ kann man sich als das schlechthin Gute in uns, als das Bild Gottes in uns, vorstellen. Yoga heißt, wörtlich übersetzt, das Joch, oder die Vereinigung. Yoga zeigt uns den Weg der Selbstbefreiung, und welcher Religion wir auch angehören, Yoga vertieft sie.

Erst wenn man den Körper beherrscht, können Geist und Seele frei sein. Wenn seine Funktionen alle nach einer vollkommenen Ordnung ablaufen, wenn keine Schmerzen von der Meditation ablenken, gelingt die Versenkung. So wie man die Schönheit der vorbeigleitenden Natur kaum wahrnehmen kann, wenn man im Auto durch ratternde Geräusche oder einen gebrochenen Stoßdämpfer gestört wird, genau so wenig kann man sich auf Gedanken konzentrieren, wenn die Steifheit der Muskeln oder des Rückens schmerzt. Hatha-Yoga ist auf die organische Gesundheit ausgerichtet, nicht auf die Entwicklung von Muskeln, obwohl dies ein angenehmer Nebeneffekt ist.

Die „Kunst“ des Yoga ist 5000 Jahre alt. Vor 2500 Jahren wurde sie niedergeschrieben. Hatha-Yoga befaßt sich mit Atemtechnik, hygienischen Maßnahmen und körperlichen Übungen. Diese Übungen sind den Streck-Bewegungen der Dschungeltiere abgeschaut, besonders den Katzen, denn sie sind ein Sinnbild von Geschmeidigkeit und Entspannung. Was macht eine Katze gleich nach dem Aufstehen oder dem Hinlegen? Sie streckt sich. Strecken heißt entspannen und ruhig werden. Hatha-Yoga ist ein System zum Kultivieren des Körpers. Es entspannt, verjüngt, kräftigt. festigt und reguliert die Funktionen des Körpers, es gibt Energie und verschönt. Durch regelmäßige, halbstündige Übungen können Sie Ihr Leben vollkommen verändern.

Sind Sie sich z. B. der Tatsache bewußt, daß Sie in diesem Moment, in dem Sie wahrscheinlich völlig verkehrt in Ihrem Sessel sitzen, nur ein Fünftel Ihrer gesamten Lungenkraft ausnutzen? Können Sie sich vorstellen, wieviel Energie Sie hätten, wie vital und gesund Sie sich fühlen würden, wenn Sie nur zehn Minuten am Tag richtig tief atmen würden? Wenn Sie jetzt gerade gähnen, sitzen Sie wahrscheinlich in einem Zimmer mit abgestandener Luft, der Kohlendioxyd-Spiegel in Ihrem Blut ist bedenklich hoch, und Ihr Gähnen bedeutet, daß Ihr Körper Sauerstoff braucht, und zwar sofort.

Nun ein paar Worte zur Ernährung. Fern von jeder Zivilisation, in den Bergen Pakistans, lebt ein Stamm, dessen Angehörige bei erstaunlicher Gesundheit ein hohes Alter erreichen. Wie sie das machen? Sie essen kaum Kohlehydrate. Darauf ist auch die Yoga-Ernährung aufgebaut.

Das Geheimnis von Yoga liegt darin, die Muskeln zu strecken und sie nicht, wie bei Turnübungen, anzuspannen. Die Bewegungen sind langsam und bedächtig, so daß man beim ersten Zeichen von Schmerz – ein Warnsignal des Körpers – sofort innehalten kann. Das Geheimnis liegt im persönlichen Fortschritt, den man nie mit anderen mißt, nur mit sich selbst, dem Selbst von gestern. Das gibt Ihnen ein Erfolgsgefühl und Sicherheit für Ihre Übungen, gleichgültig, wie alt Sie sind, wie beweglich und wie gesund. Gehen Sie nur so weit in eine Stellung, wie S i e es können, und verharren Sie in dieser Stellung, bis es Ihnen unbequem wird. Durch das Verharren üben Sie intensiver, und statt zwanzigmal brauchen Sie dann eine Übung nur zwei- oder dreimal zu machen. Das lockert und stärkt Ihre Muskeln für das Ziel, das Sie sich vorgenommen haben.

Turnübungen bringen Sie „aus der Puste“, erschöpfen Ihre Energie, Yoga erneuert und vermehrt sie. Es bringt Ihnen Erleichterung bei kleineren Schmerzen, bei Verdauungs-Schwierigkeiten und bei Hämorrhoiden. Es gibt Yoga-Übungen für die Regenerierung des Unterleibs, gegen Schleimbeutelentzündungen, gegen Ischias und Bandscheibenschäden. Ob Ihnen abends die Beine wehtun, ob Sie schlecht schlafen oder sich nicht einmal im Schlaf entspannen können, ob Sie sich leicht erregen, und ob Sie mit sich und der Welt unzufrieden sind: Yoga kann Ihnen helfen.

Warum soll man Yoga machen

Yoga sorgt hauptsächlich für die Gesunderhaltung der Organe. Die Übungen ergänzen sich in ihrer Wirkung, um Sie zeitlebens gesund zu erhalten und damit Ihre Lebenserwartung zu steigern. Es muß nicht sein, daß die Funktionen und Fähigkeiten des Körpers mit zunehmendem Alter allmählich nachlassen. Ein Tier in seiner natürlichen Umgebung zeigt keinerlei Verfallserscheinungen. Entweder stirbt es eines plötzlichen – frühen – Todes, oder es hat sich bis zu seinem artspezifischen Alter alle körperlichen Kräfte bewahrt.

Es lohnt sich, zeitlebens etwas für die Gesundheit zu tun: Körper und Geist bleiben jung, man spürt Energie und Leben in sich, Schönheit, Ausgeglichenheit, innerliches Entspanntsein.

Jugend ist wichtig, für ältere Menschen Verjüngung. Wenn Ihre Wirbelsäule mit 55 noch elastisch und biegsam ist, dann sind Sie in jeder Hinsicht erst dreißig. Ist Ihr Rücken aber schon mit zwanzig Jahren steif und verspannt, kann man Sie theoretisch schon zu den Sechzigjährigen zählen. Sie sind so alt, wie Ihre Wirbelsäule gelenkig ist. Tun Sie etwas dafür, daß Ihre Wirbelsäule jung und elastisch bleibt, dann sind Sie es auch.

Die Wirbelsäule ist ein mechanisches Wunderwerk. Sie ist unendlich biegsam, nach vorn, nach hinten, nach rechts, nach links, und sie kann wie eine Spirale verdreht werden. Sie besteht aus vielen einzelnen Knochenstücken, durch Bandscheiben voneinander getrennt, damit sie sich nicht aneinander reiben. Ihre primäre Funktion ist die Beherbergung des verlängerten Gehirns, des zentralen und vegetativen Nervensystems, das sich wie ein Strang durch die Wirbelsäule zieht. Von hieraus gehen die Nerven zu jedem Teil des Körpers und stellen somit die Verbindung mit dem Gehirn her. Ein weiteres Argument dafür, wie wichtig es ist, die Wirbelsäule jung und biegsam zu erhalten.

Aber auch die Wirbelsäule ist nur ein Teil des Ganzen. Kein Teil des Körpers ist vollkommen unabhängig vom anderen. Jeder Vorgang im Körper löst eine Kettenreaktion aus. Bei seelischem oder körperlichem Stress ziehen Sie z. B. die Muskeln zusammen, die dadurch nicht mehr voll arbeiten können. Dieses Zusammenziehen legt die Sehnen und Bänder lahm, die Gelenke werden nicht „geschmiert" und werden steif. Das Ergebnis: Sie fühlen sich körperlich nicht wohl, werden gereizt, energielos, krank, deprimiert und noch verkrampfter. Der verhängnisvolle Kreis hat sich geschlossen.

Ein anderer wichtiger Faktor für Gesundheit und somit auch Schönheit, die Durchblutung, wird viel zu wenig beachtet. Nach der Evolutionstheorie haben wir als Gattung auf „allen vieren" angefangen. In dieser Stellung liegt das Herz unter der Wirbelsäule, und fast der gesamte Körper befindet sich in der Waagrechten. Somit war es für den Kreislauf viel leichter, den Körper ausreichend mit Blut zu versorgen. Unsere Haltung hat sich geändert, wir gehen aufrecht. Dafür haben wir viele Opfer gebracht, Opfer, die auf Kosten unserer Gesundheit gehen. Dem Gesetz der Schwerkraft zufolge wird unser Kopf nicht mehr ausreichend durchblutet, was wir mit einem fahlen Teint und einer herabgesetzten Aufmerksamkeit bezahlen. Die Bauchmuskeln verlieren mit den Jahren an Elastizität, die Organe hängen nach

unten, drücken aufeinander. So kommt es, daß auch die Beckengegend nicht mehr ausreichend durchblutet wird. In der Beckengegend aber liegen die wichtigsten Drüsen für die Hormonproduktion (sprich Jugend).
Desgleichen wird die Muskulatur zwischen den Rippen, die mit dem Skelett verbunden ist, überfordert. Die Folgen sind Magen- Rücken-, sexuelle und andere Beschwerden. Auch die Beine werden in Mitleidenschaft gezogen; Müdigkeit, Krampfadern und Verspannungen und andere Leiden folgen.
Kein Wunder, daß die „umgekehrten“ Stellungen des Yoga, wie z. B. der Kopfstand und die Kerze, als reine Wohltaten für Körper und Gesundheit gelten. Und eine tägliche Übung wie der „Baucheinzieher“ ist unerläßlich zur Erhaltung und Bewahrung der organischen Gesundheit. Denn durch diese Übung werden die meisten Bauchorgane in ihre eigentliche Position gebracht, kräftig durchmassiert und angeregt.
Turnübungen beschäftigen sich hauptsächlich mit der Muskulatur, Yoga mit dem Wohlbefinden der Organe. Turnübungen erschöpfen die Energie, Yoga erneuert sie.

Meditation

Innerhalb der Yoga-Lehre nimmt die Meditation, nicht die Körperschulung des Hatha-Yoga, den größten Raum ein. Und doch ist Hatha-Yoga ein notwendiger und sehr wichtiger Schritt auf dem Weg zur Selbsterkenntnis, zur Selbstverwirklichung. Wer sich für Yoga in seiner Gesamtheit interessiert, wird versuchen, ein höheres Bewußtsein zu erlangen, sich selbst zu erkennen, um schließlich den Frieden der Seele zu finden. Zu diesem Ziel führen verschiedene Wege. In dem Kapitel „Was ist das eigentlich, Yoga?“ habe ich bereits erwähnt, daß es für jedes Temperament entsprechende Meditationsformen gibt. Der Yoga der Meditation ist dem Hatha-Yoga nah verwandt; die reinste Ausprägung ist der Raja-Yoga, „der königliche Weg zur Selbstverwirklichung“.

Das Ziel von Yoga ist die vollkommene Beherrschung des Geistes und der Seele, aber auch der unsteten Welt der Gedanken. Erst wenn Ruhe und Frieden in unserem Geist einkehren, vermögen wir „das höchste Wesen, das Göttliche“ in uns zu erkennen und in Zwiesprache mit ihm zu treten. So, wie man nicht durch eine Fensterscheibe schauen kann, wenn der Regen dagegentrommelt, genau so wenig kann man das Bild des allumfassenden Seins, das ganz tief in uns verborgen ruht, wahrnehmen, wenn Gedanken es verdunkeln. Sobald der Regen nachläßt und schließlich aufhört, können wir durch das blanke Glas hindurchschauen auf die Farbenpracht des Regenbogens. Durch geduldiges Üben läßt sich das mit Yoga erreichen. Der Regenbogen ist das Symbol für den höchsten Bewußtseinsstand, das Göttliche, das Absolute, Gott selbst, und die Regentropfen sind das Symbol für die Gedanken. Als Belohnung für das Bezwingen unserer Gedanken und unseres Willens ziehen Ruhe und Frieden in unseren Geist ein. Unsere Lebenseinstellung wird jugendlich, und wir haben die Ichbezogenheit bezwungen; all das macht uns zu besseren Menschen.

In diesem Buch ist nicht genug Platz, um die Methoden der Meditation zu beschreiben, es kann nur einen kleinen Einblick geben. Der Weg zur Meditation umfaßt die folgenden Schritte:

1. Eine Stellung, in der man bequem und entspannt für längere Zeit bewegungslos und ungestört sitzen kann. Der Rücken muß dabei vollkommen gerade sein. Der traditionelle Sitz für die Meditation ist der Lotossitz.
2. Die Sinne und Gedanken werden nach Innen gekehrt, damit keine Ablenkung aus der Welt um uns herum eindringen kann.
3. Die volle Konzentration wird auf einen Gegenstand gerichtet, wie z. B. eine Kerze, einen Apfel, ein schönes Bild, bis wir diesen Gegenstand bei geschlossenen Augen in uns sehen.
4. Die ausschließliche Kontemplation, das Versenken in diesen Gegenstand folgt. Diese Stufe ist wie ein passives Sich-Zurücklehnen und Beobachten, wie die Gedanken vorbeiziehen, bis man jenseits der Welt der Gedanken angelangt ist.
5. Meditation. Man kann sie nur als Jubel, als Zustand höchsten Glücks, größter Freude, ja Wunschlosigkeit beschreiben. Viele von uns haben schon, ohne sich darüber bewußt zu sein, den Zustand der Meditation erlebt. Vielleicht beim Zu-

hören von Musik oder beim Betrachten eines Bildes. Auch die sexuelle Liebe gipfelt manchmal in solch einem Moment.

Die Vorbedingung zur Meditation ist das Einhalten der zehn Gebote. Man darf nicht unmoralisch handeln, aber auch keinen negativen Gefühlen und Regungen in sich Raum geben, wie Angst, Wut oder Eifersucht. Raja-Yoga reinigt die Welt unserer Seele und unseres Geistes und macht sie dadurch stark; Hatha-Yoga lehrt uns die Beherrschung unseres Körpers. Raja-Yoga und Hatha-Yoga ergeben zusammen eine großartige Kombination.

Ernährung

Um es ganz einfach auszudrücken, kann man die Yoga-Ernährung als eine Diät bezeichnen, die arm an Kohlehydraten ist. Aber bitte verwechseln Sie sie nicht mit der „Punkte-Diät“, die zwar arm an Kohlehydraten ist, jedoch die wichtigen Vitamin- und Mineralstoffe und Rohkost, wie frisches Obst und Gemüse, ausschließt. Diese Art von Diät bewirkt zwar einen rapiden Gewichtsverlust, kann aber der Gesundheit erheblich schaden, außerdem ist man danach schnell wieder auf dem alten Gewicht. Was versteht man dann eigentlich unter „Kohlehydrate“, und was besagt „Diät“ bei Yoga?

Die Aufgabe der Kohlehydrate besteht darin, Energie zu erzeugen. Ihr Gehalt an Vitaminen und Mineralstoffen ist gleich Null. Da wir Energie auch von anderen Nahrungsmitteln beziehen können, können wir sogar auf Kohlehydrate verzichten. Nahrungsmittel wie z. B. Zucker, Stärke, Kuchen, Marmelade und Süßigkeiten sind reich an Kohlehydraten und Kalorien. Eine Kalorie ist nur eine Maßeinheit. Je mehr man sich körperlich verausgabt, desto mehr Kalorien werden verbraucht. So kommt es, daß ein Ex-Fußballspieler, wenn er ins Geschäftsleben einsteigt, plötzlich dick wird, obwohl er kein bißchen mehr ißt. Er verausgabt sich nur körperlich weniger.

Es gibt eindeutige Wechselbeziehungen zwischen Diät und körperlicher Bewegung:

1. Körperliche Bewegung plus Diät – größter Gewichtsverlust
2. Keine Bewegung, aber Diät – Gewichtsverlust
3. Körperliche Bewegung ohne Diät – Halten des Gewichts
4. Keine Bewegung, keine Diät – Gewichtszunahme

In den mittleren Jahren verfettet die Muskulatur. Deshalb sollten Sie aber nicht die Schlanken beneiden, die einfach alles essen können. In der Regel sind es sehr verspannte Menschen, die später, als Folge ihrer schlechten Futterverwertung, Kummer mit der Gesundheit haben.

Meist kommt das Übergewicht von einer falschen Ernährung. Es gibt zwei gute Gründe, weshalb Sie auf keinen Fall dick werden sollten. Sie büßen zum einen tatsächlich Ihre Jugendlichkeit ein, zum zweiten zeigen die Statistiken, wie lebensgefährlich selbst ein bißchen Übergewicht ist.

Ihre Ernährung sollte hauptsächlich aus Proteinen wie Eier, Käse, Milch, Fisch, Geflügel und Fleisch bestehen, denn die Proteine erneuern die Körperzellen. Ein wenig Fett ist erlaubt, denn der Körper braucht es, um Energie zu erzeugen. Außerdem verlängert Fett ein Sättigungsgefühl. Sehr wichtig sind Vollkornbrot, frisches Gemüse und Obst. Sie versorgen den Körper mit Vitaminen, Mineralstoffen und Spurenelementen. Wenn Sie es fertigbringen, einen Monat lang weißes Mehl, raffinierten Zucker und Stärkemittel von Ihrem Speisezettel zu verbannen – Sie dürfen sich ja dafür ausreichend an kalorienarmem Gemüse und an Eiweiß schadlos halten – dann werden Sie Ihre Pfunde verlieren, ohne dabei Hunger zu empfinden.

Es gibt ein paar gute Tricks, um den Appetit zu zügeln:

1. Trinken Sie eine Tasse Bouillon (aus Würfeln) ungefähr eine halbe Stunde vor der Mahlzeit.

2. Kauen Sie jeden Bissen gründlich, ungefähr dreißigmal. Das ist für die Verdauung ausgezeichnet und zugleich eine gute Gymnastik für die sonst so starre Gesichtsmuskulatur, und darüber hinaus hilft es Ihnen dabei, weniger zu essen.
3. Wenn Sie das Gefühl haben, jetzt unbedingt etwas knabbern zu müssen, dann machen Sie ein paar Übungen. Viele meiner Zuschauer haben mir bestätigt, daß das bei ihnen wirkt.
4. Knabbern Sie Rohkost zwischen den Mahlzeiten.
5. Versprechen Sie sich ein neues Kleid oder einen Bikini, wenn Sie Ihr Traumgewicht erreicht haben. Das ist, auf die Dauer gesehen, billiger als die Arztkosten, die Ihnen durch Übergewicht entstehen.
6. Gehen Sie nicht täglich auf die Waage, einmal in der Woche genügt und hebt die Moral.
7. Suchen Sie sich jemanden, der die Kur mit Ihnen zusammen macht, oder schließen Sie sich einem Diätklub an. Es ist peinlicher, sein Gesicht vor anderen zu verlieren.
8. Wenn Sie mal „gesündigt" haben, ist dadurch noch lange nicht der ganze Tag verloren. Essen Sie einfach für den Rest des Tages weniger.
9. Machen Sie den Fisch, die Kerze und den Pflug. Das sind Übungen, die die Schilddrüse anregen und den Appetit zügeln.
10. Schließen Sie unbedingt die Bauch-, Taillen- und Zwerchfellübungen in Ihr Programm ein. Das Fett setzt sich nur zu gern in diesen Gegenden an.
11. Und denken Sie daran, es ist viel leichter, das Gewicht zu halten, als abzunehmen. Ich selbst halte es, indem ich pro Monat zwei kalorien- und kohlehydratarme Tage einlege.

Ihr Hauptaugenmerk sollte aber immer auf der Gesundheit liegen. Setzen Sie sie nicht aufs Spiel, nur um schneller abzunehmen. Eineinhalb Pfund pro Woche genügen, das sind in zwei Monaten schon zwölf Pfund. Wenn Sie von Natur aus Kurven haben, wirkt ein leichtes Bäuchlein wohlproportioniert.

Wie man die Yoga-Übungen machen sollte

Jeder erwartet etwas anderes von Yoga. Dem Teenager liegt wahrscheinlich seine Figur am Herzen, die er da und dort noch ein bißchen verbessern will; die Hausfrau und Mutter von Kleinkindern wünscht sich neue Energie und will ein paar wabbelige Pfunde loswerden. Jemand in den besten Jahren will seine jahrelang angestaute Spannung und schlechte Eß-, Trink- und Rauchgewohnheiten abbauen; und die älteren Menschen, die fühlen, daß sie steif geworden sind, wollen etwas gegen Ihre Schmerzen tun. Sie wissen, irgendetwas muß geschehen, um wieder das Gefühl der Vitalität zu bekommen, um wieder zu schmecken, wie gut Essen und wie erholsam Schlaf sein können. Wenn man all diese Bedürfnisse zusammennimmt, ergibt sich der Oberbegriff Gesundheit, aber auch der Begriff Arbeit. Das Schöne an Yoga aber ist, daß man die Mühe, die man sich gibt, nicht als solche empfindet. Die Ergebnisse sind überwältigend, aber sie erschöpfen die Kräfte nicht. Auch nach anstrengenden und schier unmöglich wirkenden Yoga-Übungen haben Sie keinen Muskelkater, wenn Sie die nachstehenden Regeln befolgen. Um ein Maximum an Nutzen mit einem Minimum an Aufwand zu erreichen, richten Sie sich bei Ihrem Yoga nach diesen Grundsätzen.

Zeit

Die beste Zeit für Yoga ist entweder gleich nach dem Aufstehen, oder vor dem Zubettgehen. Wie Sie es am besten mit Ihren Lebensgewohnheiten in Einklang bringen können. Morgens ist der Körper zwar noch steif, aber die Übungen geben Ihnen Energie und bringen Sie gut durch den Tag. Abends fallen die Übungen leichter, sie erfrischen und entspannen für einen guten Schlaf.

Ort

Am besten ist ein luftiger Ort, an dem Sie ganz ungestört sind. Denn je mehr Sie sich auf jede Übung konzentrieren, desto besser gelingt sie Ihnen. Die Unterlage darf nicht zu weich sein; am besten sind entweder ein Teppich oder eine viermal gefaltete Decke auf dem Boden.

Essen

Nach schwerem Essen bis zu zwei Stunden, nach einem leichten Imbiß bis zu einer Stunde keine Übungen machen. Ein Getränk vor den Übungen schadet nicht.

Hygiene

Wenn Sie Gicht oder Rheuma haben, sollten Sie vor den Übungen ein Bad nehmen, desgleichen wenn Sie sehr verspannt sind. Leeren Sie Blase und Darm vor Übungsbeginn. Wenn Sie regelmäßig Yoga machen, werden Sie bald nicht mehr unter Verstopfung leiden. Die umgekehrten Stellungen fördern die Entleerung, und so ist es ratsam, diese Übungen an den Anfang zu stellen.

Für die Damen

Sie können auch während der Periode Yoga machen, wenn Sie es nicht übertreiben. Lassen Sie aber umgekehrte Stellungen wie die Kerze aus. Während der ersten drei Monate der Schwangerschaft können Sie unbesorgt Yoga machen, sprechen Sie aber in jedem Fall mit Ihrem Arzt darüber. Es gibt ganz spezielle Übungen, die Ihnen die Geburt erleichtern. Sie kräftigen die Rückenmuskulatur und machen sie elastisch, sie stärken den Beckenboden und lehren Sie, die Tiefatmung zu beherrschen, was Ihnen beim Geburtsvorgang hilft.

Hoher Blutdruck, Schwindelgefühl und Netzhautablösung

Wer unter diesbezüglichen Beschwerden leidet, muß unbedingt vorher einen Arzt konsultieren. Sie sollten anfangs keine der umgekehrten Stellungen wie die Kerze machen. Für sie sind alle Übungen, bei denen der Rumpf nach vorn gebeugt wird, eine Wohltat. Da der Kopf normalerweise kaum durchblutet wird, ist ein leichtes Schwindelgefühl am Anfang kein Grund zur Besorgnis. Durch die umgekehrten Stellungen erweitern sich die Adern, und es kommt zu einer plötzlichen und heftigen Durchblutung, was anfangs zu leichten Kopfschmerzen und Schwindelgefühl führen kann.

Yoga-Asanas (Stellungen)

Es besteht kein Zweifel daran, daß Yoga Wunder wirken kann. Dabei sind Sie es, durch den die Wunder letzten Endes entstehen. Denn ohne Ihre Disziplin, ohne Ihren Glauben an das, was Sie tun und ohne Ihre Ausdauer kann es keine Erfolge geben. Man kann Yoga falsch oder richtig machen; oft ist es nur eine kleine Abweichung, und die Übung wirkt nicht. Vergessen Sie alles, was Sie vorher über die Ausführung von Yoga-Übungen gehört haben. Lesen Sie sich die Anweisungen gründlich und bis zum Ende durch. Manche Leute hören immer nur mit halbem Ohr zu und schenken sich das Ende der Ausführungen. Genauso unvollständig sehen dann die Übungen aus. Wie alt Sie auch sein mögen, Yoga kann Ihnen helfen, Ihre geheimen Träume in Bezug auf Ihren Körper zu erfüllen. Ob Sie sich Energie, Gesundheit, Schönheit, Verjüngung oder eine bessere Haltung wünschen, Sie bekommen es, wenn Sie Yoga regelmäßig und vernünftig betreiben.

Was man bei den Yoga-Asanas tun, und was man lassen sollte

1. Machen Sie regelmäßig Yoga, auch wenn Sie an manchen Tagen nur für ein paar Übungen Zeit haben. Wählen Sie dann die aus, von denen Sie ganz genau wissen, daß Sie Ihnen gut tun. Wenn Sie z. B. unter Stress stehen, dann machen Sie den Brust-Expander, wenn Sie Ihr Bauch stört, dann machen Sie die Pumpe, aber betreiben Sie Yoga mit der gleichen Regelmäßigkeit wie Essen und Schlafen. Yoga entschädigt Sie tausendfach dafür mit Gesundheit und einer neuen Einstellung zum Leben.
2. Lassen Sie sich Zeit, gehen Sie ganz langsam in die Yoga-Stellungen. Nehmen Sie sich zehn bis fünfzehn Sekunden, bis Sie in die Endstellung gekommen sind. Das ist besser für Ihren Körper und macht die Übung noch wirkungsvoller, außerdem müssen Sie sie dadurch nicht so oft wiederholen.
3. Verharren Sie in der Endstellung solange, bis es Ihnen unbequem wird. Die Belastung der Muskeln muß gesteigert werden, damit sie in Form bleiben. Als Anfänger sollten Sie so fünf Sekunden verharren, die Sie um wöchentlich weitere fünf Sekunden steigern. Durch das Verharren in einer Stellung haben Sie den gleichen Effekt, als wenn Sie die Übung immer wieder machen. Und so reicht es, die Übung nur dreimal anstatt zwanzigmal zu machen.
4. Beenden Sie eine Stellung genau so langsam, wie Sie sie begonnen haben. Wenn Sie sich zurückfallen lassen, verliert die Übung mindestens ein Drittel an Wert, und es besteht zudem noch die Gefahr, daß Sie sich verletzen.
5. Erzwingen Sie nichts. Machen Sie keine ruckartigen Bewegungen, nur um weiter oder tiefer zu kommen. Gehen Sie so weit, wie Sie können und verharren Sie dort. Schmerzen sind ein Alarm-Signal des Körpers. Überhören Sie es nicht, halten Sie sofort inne, Sie verletzen sich sonst. Wenn Sie sich – wie bei den Turnübungen – zu schnell bewegen, wenn der Schwung zu groß ist, laufen Sie Gefahr, das Alarm-Signal zu überhören. Schmerzen und Muskelkater sind die Folgen.
6. Vergleichen Sie sich nie mit anderen! Bei Yoga geht es um „Ihren persönlichen Erfolg". Wenn Sie Ihre Yoga-Übungen regelmäßig machen, dann sind Sie jeden Tag ein bißchen besser als am Tag zuvor. Indem Sie bis an die Grenzen Ihrer Möglichkeiten vordringen, tut es Ihrem Körper genauso gut, wie eine tiefere Beugung bei Ihrem Lehrer, der eben gelenkiger ist. Im Yoga ist der eigene Erfolg sichtbar. Nach einiger Zeit beherrschen Sie Stellungen, die Sie sich nie zugetraut hätten.
7. Konzentrieren Sie sich völlig auf die Übung, die Sie gerade machen, dann wird sie auch gut. Konzentration ist besonders für die Gleichgewichtsübungen nötig. Schnelle Bewegungen mit dem Kopf, Sprechen oder verlegenes Lachen, wenn Sie ihr Gleichgewicht verloren haben, verzögern den Erfolg und die Wirksamkeit. Machen Sie ganz ruhig da weiter, wo Sie unterbrochen hatten, und lassen Sie sich nicht von einem Gefühl der Entmutigung oder des Versagens ablenken. Dadurch bleibt Ihre Konzentration ungebrochen und Sie können

viel mehr erreichen. Führen Sie sich die Übung genau vor Augen, das stärkt die Konzentration, und diese wiederum hilft Ihnen, die Übung besser zu machen. Bei der Stellung des Löwen stellen Sie sich vor, ein wilder Löwe zu sein. Ein anderes Mal sind Sie ein Kätzchen, das gerade aus seinem Nachmittagsschlummer geweckt wird; nämlich wenn Sie die Katzen-Streckung machen. Dann haben Sie noch mehr Spaß an diesen Übungen.

8. Ruhen Sie sich zwischen den Übungen aus. Die Schönheit von Yoga liegt in seiner Sanftheit. Müdigkeit oder Muskelkater sind überflüssig. Verschnaufen Sie, damit Ihre Muskeln, die sich so herrlich gedehnt haben, sich wieder zusammenziehen. Und lassen Sie Ihrem Körper Zeit, sich an das Neue zu gewöhnen.

9. Atmen Sie so normal wie möglich beim Verharren in einer Stellung. Manche Leute glauben, sie müßten den Atem anhalten, während sie verzweifelt und verkrampft eine Stellung beibehalten. Das ist vollkommen falsch. Yoga entspannt sogar während der Übungen. Gehen Sie soweit in eine Stellung, wie Sie es ohne Anstrengung und ohne Schmerzen schaffen, entspannen Sie dort und atmen Sie dabei so normal wie möglich. Für den Anfänger ist es vollkommen ausreichend, mit der Ausführung einer Übung vertraut zu werden, bevor er sich mit der Atem-Technik befaßt.

Kontrolle über die Atmung

Hatha-Yoga besteht aus drei Hauptrichtungen: den Übungen, der Reinigung des Körpers und der Atembeherrschung. Von diesen dreien geben die Yogis der Beherrschung der Atmung den Vorrang, denn die Luft ist für Körper, Seele und Geist die wichtigste Nahrung. In der Sprache der Yogis, dem Sanskrit, wird die Beherrschung der Atmung PRANAYAMA genannt. Prana heißt der Atem, oder genau übersetzt, die Lebenskraft, und ayama innehalten oder kontrollieren. Die Yogas glauben an eine unsichtbare kosmische Kraft um uns, an eine geheimnisvolle Quelle, die uns Leben spendet, eine Art kosmische Energie. Ohne prana wären wir tot, je mehr wir davon haben, desto mehr Vitalität und Energie ist in uns. Durch das Beherrschen der Atmungstechnik erhöhen wir unsere Lebensenergie, wie werden wach und bewußt, und wir lernen Selbstbeherrschung.

Wenn Sie ein wissenschaftliches Experiment mit sich selber anstellen würden, könnten Sie feststellen, daß Sie über einen Monat ohne feste Nahrung, eine Woche ohne Flüssigkeit und Schlaf, aber nur drei Minuten ohne Sauerstoff leben können. Auch wenn Sie sich ganz bewußt vornehmen, nicht mehr zu atmen (kleine Kinder machen das manchmal, um ihren Willen durchzusetzen), Sie würden Ihr Bewußtsein verlieren, und genau in diesem Augenblick wieder automatisch anfangen zu atmen. Es ist erstaunlich, wie groß unsere unbewußte Kontrolle der Atmung ist, ohne die wir unsere Gefühle nicht durch Lachen, Weinen, Juchzen und Seufzen ausdrücken könnten. Wie sehr das Atmen unsere Gefühlswelt beeinflußt, zeigt sich schon durch ganz einfache Beobachtungen. Wenn wir aufgeregt und nervös sind, atmen wir viel schneller als im Ruhezustand. Umgekehrt kann man zur Beruhigung der Nerven ein paar tiefe Atemzüge machen. Viele tausend meiner Zuschauer, die an Schlaflosigkeit litten, haben die wechselseitige Nasenatmung als reine Wohltat empfunden. Richtig atmen beruhigt die Seele, erfrischt den Geist, verlängert das Leben, da das Herz nicht so oft schlagen muß, ist gut für die Verdauung, verschönt den Teint, reinigt das Blut und gibt somit neue Energie.

Um das alles genau zu verstehen, muß man ein bißchen von den Atmungsvorgängen wissen. Der Sauerstoff erfüllt zwei wichtige Funktionen in unserem Körper: Jede der Milliarden von Zellen muß atmen, um sich mit Hilfe des Sauerstoffs zu erneuern und die verbrauchten Abfallstoffe (Kohlendioxyd) auszuscheiden. Sauerstoff wird andererseits zur Umwandlung von Nahrung in Energie gebraucht. Je energiegeladener Sie sind, desto mehr Sauerstoff brauchen Sie wiederum.

Normalerweise holt sich der Körper beim Einatmen einen Viertelliter Sauerstoff-die er aus fünf Litern Luft pro Minute gewinnt. Ein Athlet braucht in der gleichen Zeit bis zu 100 und mehr Litern. Die Lungen können fünf bis sechs Liter Luft fassen. Sie aber füllen Ihre Lungen, wie in diesem Augenblick, nur zu einem Fünftel. Sehen Sie jetzt ein, wie wenig Sie die natürlichen Kräfte auszunutzen?

Wir müssen also lernen, wie man richtig atmet. Technisch gesehen geschieht folgendes: Unsere Lunge dehnt sich aus und zieht sich zusammen wie ein Blasebalg, bis zu zwanzigmal in der Minute. Der Muskel, der für das Dehnen und Zusammenziehen verantwortlich ist, heißt Zwerchfell. Es hat die Form einer Kuppel. Indem es sich zusammenzieht, bläst es die Lungen auf und zieht dabei an der Zwischenrippen-

Muskulatur. Diese dehnt nun den Brustkasten, und jetzt erst kann die Luft ganz tief in die Lungen gelangen. Damit sich das Zwerchfell zusammenzieht, muß man den Bauch herausdrücken. Leider machen die meisten Leute das Gegenteil beim Einatmen, sie ziehen den Bauch ein, und das ist vollkommen falsch. Besonders für Frauen, die ein Leben lang gedrillt wurden: „Brust raus, Bauch rein“, und die jahrelang Hüfthalter, enge Gürtel und Korsetts getragen haben, ist das richtige Atmen schwer.

Richtiges Atmen kann man lernen, und die folgenden Ratschläge sollten auch bei allen Atem-Übungen befolgt werden:

1. Atmen Sie immer durch die Nase, sie hat die Funktion eines Filters und verhindert ein Verstopfen der Lungen. Die Luft wird auf ihrem Weg durch die Nase erwärmt, befeuchtet und von Verunreinigungen befreit. Ein berühmter Yogi sagte einmal: „Der Mund ist zum Essen und Küssen da, die Nase zum Atmen.“
2. Sitzen Sie immer vollkommen aufrecht, damit der Brustkasten auf keinen Fall eingeengt ist. Asthmatikern empfehle ich die Fisch-Stellung, bei der der Kopf weit zurückgeworfen wird, um den Atmungsvorgang zu erleichtern.
3. Machen Sie Ihre Atemübungen im Freien oder am offenen Fenster.
4. Zehn Minuten Tiefatmung am Tag lohnen sich: sie schaffen Energie, Ausgeglichenheit und Heiterkeit.
5. Wenn Sie den Atem anhalten, sperren Sie ihn, indem Sie Ihren Kopf nach vorn beugen und Ihr Kinn fest gegen das Schlüsselbein drücken. Wenn die Zeit des Atemstaus vorüber ist, meist nach fünf Sekunden, erheben Sie wieder Ihren Kopf und atmen aus.
6. Versuchen Sie, geräuschlos zu atmen. Nur bei der Reinigungs- und Kühlungsatmung darf man ein zischendes Geräusch hören.
7. Körperbewegung und Atmung sollten im gleichen Rhythmus erfolgen, sanft und langsam, damit es am meisten nützt.
8. Konzentrieren Sie sich beim Einatmen ganz auf das Ausdehnen von Brustkorb und Bauch.
9. Ziehen Sie beim Ausatmen den Bauch so weit wie möglich ein, um dadurch die verbrauchte Luft auszustoßen.

Die Yoga Asanas

47 Übungen für eine bessere Gesundheit

Arm-Hebung

I. Wofür die Übung gut ist:

Die Arm-Hebung

- festigt wabbelige Unterarme
- stärkt und festigt die Brustmuskulatur
- schafft Erleichterung bei verspannten Schultern

II. Ausführung:

1. Setzen Sie sich bequem in den Schneidersitz.
2. Heben Sie Ihre Hände in Schulterhöhe, die Handflächen nach oben, die Finger in Richtung Hals und die Ellbogen nach außen. Ihre Arme bilden eine gerade Linie, parallel zur Büste. (Abb. 1)
3. Heben Sie jetzt ganz langsam Ihre Hände, isometrisch, indem Sie sich gegen die Bewegung wehren, bis Ihre Hände ganz oben sind. (Abb. 2)
4. Strecken Sie die Arme aus, und senken Sie jetzt Ihre Hände wieder mit dem gleichen Gegendruck. Atmen Sie während der Übung so normal wie möglich.
5. Wiederholen Sie die Übung drei- bis fünfmal.

III. So ist es richtig:

Stellen Sie sich vor, Sie müßten ganz langsam ein schweres Gewicht über Ihren Kopf heben. Das hilft Ihnen dabei, die Übung richtig auszuführen. Und genau so langsam müssen Sie es wieder senken. Stellen Sie sich vor, das Gewicht würde Sie sonst zerquetschen.

Drücken Sie ganz fest dagegen, so daß die Sehnen der Arme und der Finger herausstehen.

Ruhen Sie, wenn Sie wollen, zwischen den Übungen aus, und atmen Sie normal. Und halten Sie sich immer vor Augen: wenn Sie gerade viel abgenommen haben, oder abnehmen wollen, zeigen sich die verräterischen Spuren davon besonders deutlich unter den Armen.

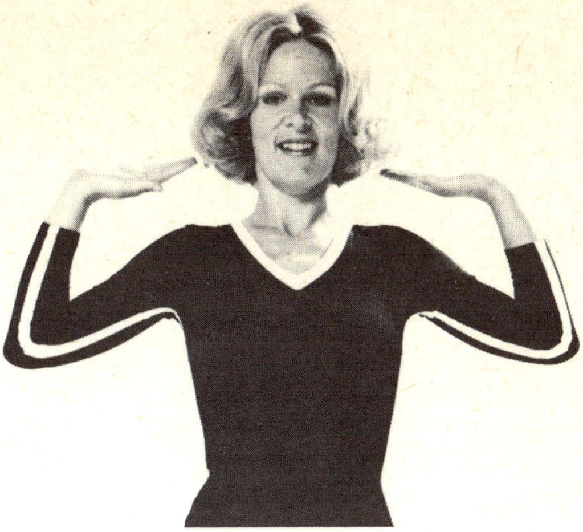

(Abb. 1)

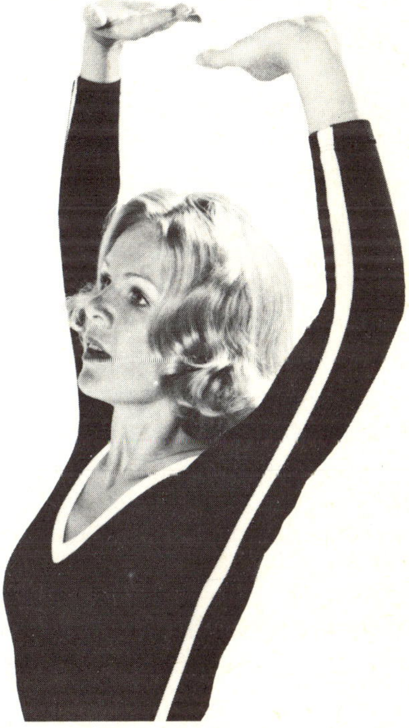

(Abb. 2)

Arm- und Bein-Streckung (Virabhadrasana)

I. Wofür die Übung gut ist:

Die Arm- und Bein-Streckung

- dehnt und strafft die gesamte Vorderseite des Körpers
- fördert und verschönt die Körperhaltung, da sie das Gleichgewicht entwickelt
- hilft bei Verspannungen des Rückens und der Schenkel
- ist eine äußerst angenehme Massage für die Rückenwirbel durch die sanfte Rückwärts-Streckung
- dehnt den Brustkasten

II. Ausführung:

1. Stellen Sie sich aufrecht hin, die Fersen geschlossen, die Zehen leicht nach außen gerichtet.
2. Heben Sie ganz langsam den rechten Arm, bis die Hand über Ihrem Kopf ist. Der Ellbogen ist gestreckt.
3. Beugen Sie Ihr linkes Bein und bringen Sie es ganz nah an Ihr Gesäß. Verlagern Sie Ihr Körpergewicht auf den rechten Fuß.
4. Umfassen Sie mit der linken Hand Ihren linken Fuß. (Abb. 3)
5. Beugen Sie sich jetzt von der Taille aus nach hinten, indem Sie zur gleichen Zeit an Ihrem Fuß ziehen und den rechten Arm so weit es die Balance erlaubt, nach hinten bewegen. Lassen Sie Ihren Kopf nach hinten fallen. (Abb. 4).
6. Verharren Sie fünf Sekunden lang in dieser Stellung, und steigern Sie diese Zeit um weitere fünf Sekunden pro Woche.
7. Machen Sie diese Übung mit dem anderen Bein, und wiederholen Sie sie dann dreimal auf jeder Seite.

III. So ist es richtig:

Wenn Sie Schwierigkeiten mit der Balance haben, dann üben Sie erst die einfachen Gleichgewichts-Stellungen wie den Baum.
Konzentrieren Sie sich stark bei dieser Übung; das hilft Ihnen, die Balance zu halten.

Wie bei allen Yoga-Übungen, sollten Sie sich auch hier ganz langsam bewegen.
Achtung: Schließen Sie bei dieser Übung nicht die Augen.

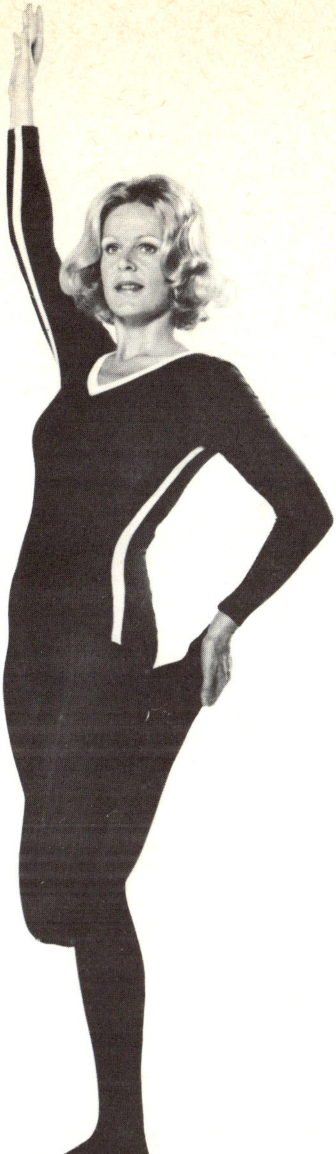

(Abb. 3)

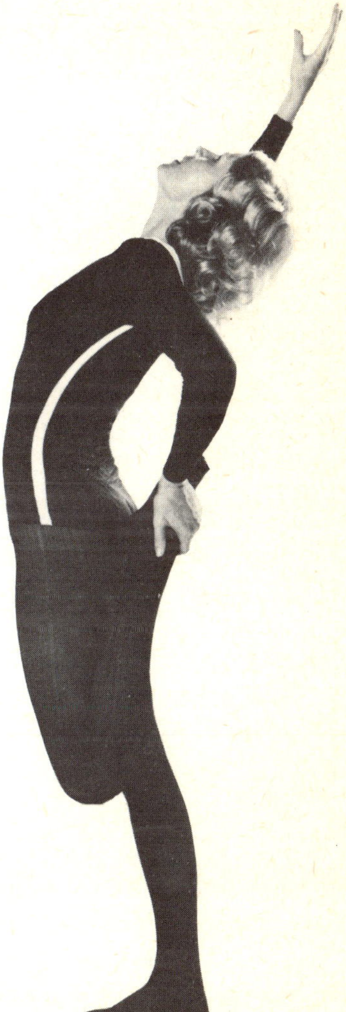

(Abb. 4)

Aufsetzen

I. Wofür die Übung gut ist:

Das Aufsitzen

- stärkt ganz behutsam den Rücken
- ist eine der besten Übungen, um die Bauchmuskulatur zu festigen, zu kräftigen und zu straffen
- festigt und strafft das Gesäß

II. Ausführung:

1. Legen Sie sich auf den Rücken. Die Knie sind nur so weit angewinkelt, daß die Fußsohlen noch flach auf dem Boden stehen.
2. Legen Sie Ihre Hände auf die Schenkel. (Abb. 5)
3. Erheben Sie ganz langsam Ihren Kopf und Ihren Oberkörper, bis er etwa einen 30-Grad-Winkel zum Boden bildet. Ihre Hände gleiten dabei an den Oberschenkeln kniewärts. Entsprechend Ihrer Armlänge, sollten Ihre Fingerspitzen gerade die Kniekappen berühren.
4. Verharren Sie fünf bis dreißig Sekunden lang in dieser Pose. (Abb. 6)
5. Gehen Sie langsam mit Ihrem Oberköper wieder zum Boden zurück. Entspannen Sie sich.
6. Wiederholen Sie diese Übung drei- bis fünfmal.

III. So ist es richtig:

Achtung: Heben Sie den Oberkörper nicht höher als 30 Grad. Wenn Ihnen die Übung zu leicht gelingt, d. h. wenn die Rektalmuskeln im Unterleib dabei nicht angespannt werden, haben Sie sicher die Übung falsch gemacht.
Atmen Sie so normal wie möglich dabei.

Das „Aufsitzen“ ist eine ganz ausgezeichnete Übung, um den Bauch, ja sogar einen dicken Bauch, wieder in Form zu bekommen und zu straffen. Leider sind alle Übungen für den Bauch anstrengend; erzielen aber dafür bei regelmäßigem Üben schnelle und gute Ergebnisse.

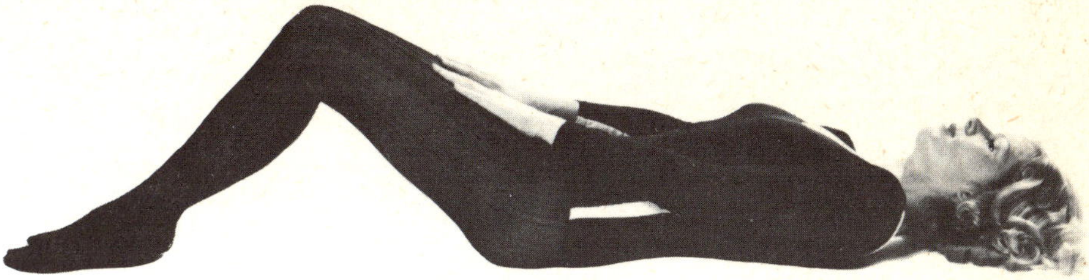

(Abb. 5)

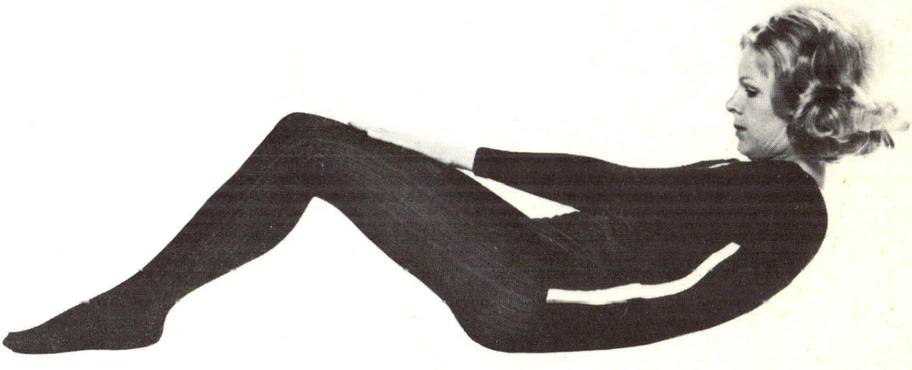

(Abb. 6)

Augen-Rollen

I. Wofür die Übung gut ist:

Das Augenrollen
- hilft, wenn die Augen angespannt und übermüdet sind
- stärkt die Augenmuskeln
- lindert Kopfschmerzen
- macht die Augen klar und glänzend
- wirkt allgemein entspannend

II. Ausführung:

1. Setzen Sie sich bequem in den Schneidersitz und schauen Sie geradeaus.
2. Schauen Sie so weit wie möglich nach rechts, ohne den Kopf dabei zu bewegen. Verharren Sie 5 Sekunden.
3. Schauen Sie jetzt so weit wie möglich nach links, auch 5 Sekunden lang. (Abb. 7)
4. Schauen Sie nach oben, unter Ihre Augenbrauen, genau so lang. (Abb. 8)
5. Schauen Sie nach unten, an Ihrer Nase entlang. Verharren Sie, wieder 5 Sekunden. (Abb. 9)
6. Stellen Sie sich jetzt eine Riesenuhr vor, bei der die Zwölf direkt unter Ihren Augenbrauen, und die Sechs direkt auf dem Boden vor Ihnen ist.
7. Drehen Sie jetzt Ihre Augen die Zahlen entlang, eine Zahl pro Sekunde, so daß sich Ihre Augen wie ein Sekundenzeiger ruckartig bewegen.
8. Wiederholen Sie es in entgegengesetzter Richtung.
9. Bedecken Sie nun Ihre Augen mit den Handflächen 30 Sekunden lang, um sie auszuruhen. (Abb. 10)

Variationen:

1. a) Schauen Sie aus dem Fenster in die Ferne. Versuchen Sie, kilometerweit in den Horizont zu schauen. Verharren Sie.
   b) Bringen Sie Ihren Blick langsam zurück, und schielen Sie jetzt auf Ihre Nase. Verharren Sie.
2. Lassen Sie Ihrer Phantasie freien Raum: beschreiben Sie z. B. Halbkreise und alle möglichen Formen mit Ihren Augen.

III. So ist es richtig:

Machen Sie diese Übung, wann immer Sie müde sind, oder wenn Sie Ihre Augen stark beansprucht haben. Reiben Sie sie nicht einfach, wie Sie es bisher immer gemacht haben.

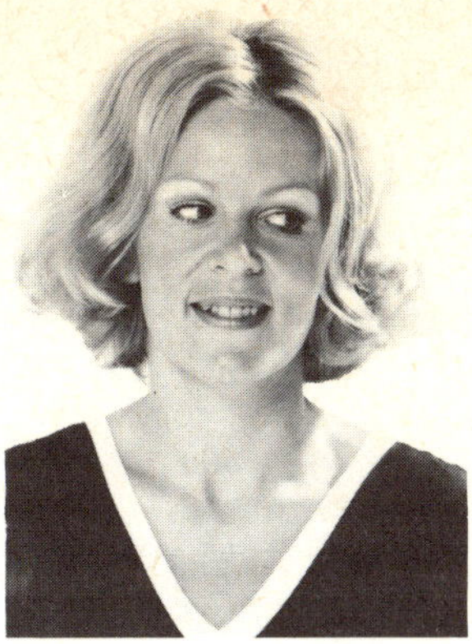

(Abb. 7)

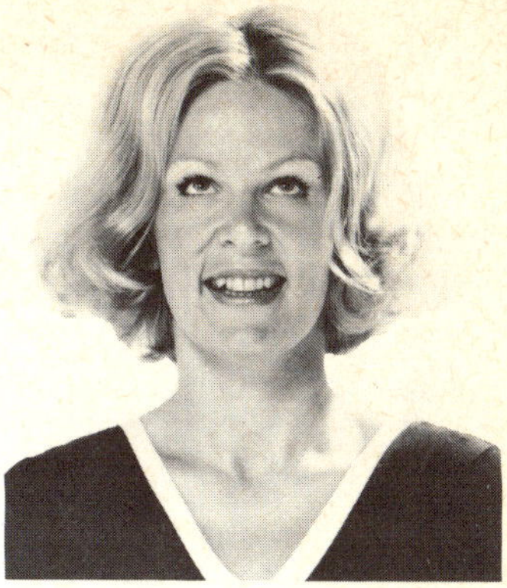

(Abb. 8)

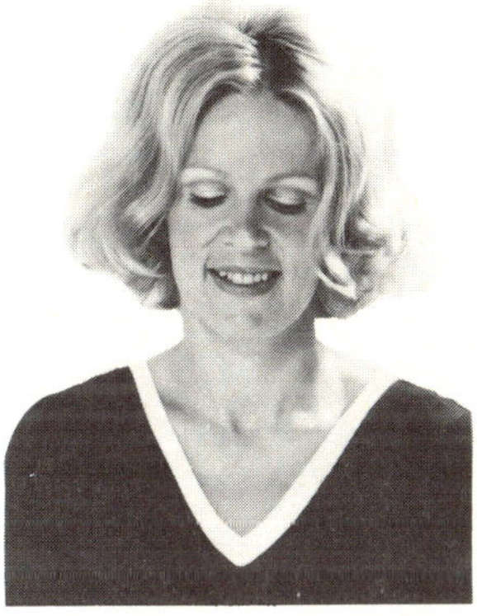

(Abb. 9)

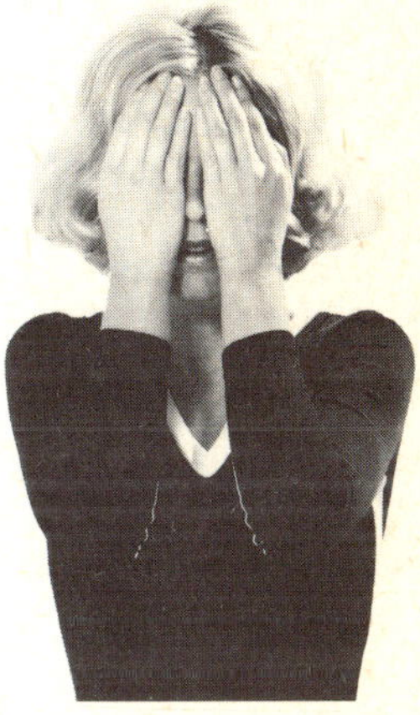

(Abb. 10)

Ruhen Sie Ihre Augen zwischen den einzelnen Übungen aus, indem Sie sie schließen.

Die Augen sind unser wichtigstes Sinnesorgan. Aber die meisten von uns vernachlässigen sie und nehmen ihr einwandfreies Funktionieren für selbstverständlich. Anspannung der Augen, und dadurch entstehende Kopfschmerzen, können durch diese Augen-Übung weitgehend reduziert werden.

Baucheinzieher (Uddiyana Bandha)

I. Wofür die Übung gut ist:

Der Baucheinzieher
- stärkt und festigt die Bauchmuskulatur
- macht eine schlanke Taille
- sorgt für eine regelmäßige Verdauung, schafft Abhilfe bei Verstopfung durch Anregung der Peristaltik des Dickdarms
- kräftigt und massiert die meisten Organe und Drüsen des Unterleibs
- fördert die Durchblutung der gesamten Bauchgegend und wirkt sich somit positiv auf Verdauung und Stoffwechsel aus

II. Ausführung:

1. Knien Sie sich hin.
2. Beugen Sie sich nach vorn, legen Sie Ihre Hände auf den Boden. Verlagern Sie Ihr ganzes Gewicht darauf.
3. Atmen Sie tief ein und ganz tief aus. Atmen Sie nun während der ganzen Übung nicht mehr. Es ist außerordentlich wichtig, daß keine Luft mehr im Körper ist.
4. Entspannen Sie den Bauch, und ziehen Sie ihn so tief ein und hoch, als wollten Sie mit dem Nabel die Wirbelsäule berühren. Dadurch entsteht eine tiefe Einbuchtung. (Abb. 11)
5. Halten Sie eine Sekunde lang diesen Einzug des Bauches an, und lassen Sie ihn dann plötzlich herausschnellen.
6. Ziehen Sie ganz schnell den Bauch wieder ein und hoch. Das Hochziehen sollte so stark sein, daß es die Halsmuskulatur anspannt.
7. Nach einer Sekunde lassen Sie den Bauch wieder herausschnellen, usw.
8. Wiederholen Sie dieses Enziehen und Herausschnellen des Bauches drei- bis fünfmal, während Sie die Luft anhalten.
9. Entspannen Sie sich, und schnappen Sie nach Luft. Wenn Sie nach der Übung ausatmen müssen, haben Sie sie falsch gemacht.
10. Machen Sie diese Übung dreimal hintereinander. Wenn Sie Verdauungsschwierigkeiten oder eine ausgeleierte Bauchmuskulatur haben, dann machen Sie die gesamte Übung dreimal täglich.

III. So ist es richtig:

Achten Sie darauf, daß Ihre Lungen vollkommen leer sind, bevor Sie den Bauch einziehen. Das erfordert ein bißchen Übung, weil die Neigung zum Einatmen besteht, wenn man den Bauch einzieht. Der gesamte Turnus des drei- bis fünfmal Bauchschnellens muß innerhalb einer einzigen Atempause gemacht werden.

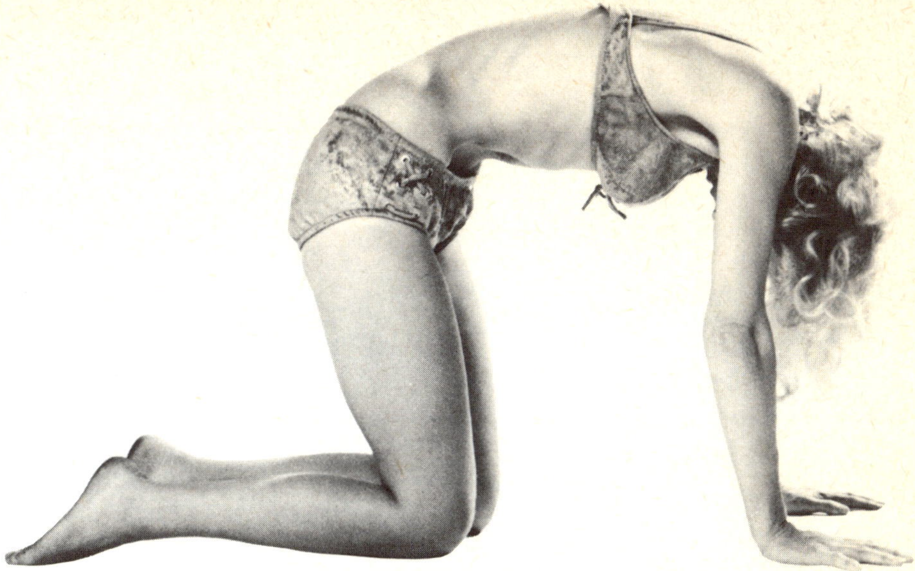

(Abb. 11)

Achten Sie darauf, daß Ihr Bauch ganz entspannt ist, damit das tiefe Aushöhlen besser gelingt.

Steigern Sie diesen Turnus auf 10 während einer einzigen Atempause, aber gehen Sie dabei schrittweise vor, einmal mehr pro Woche.

Achtung: Lassen Sie sich nicht davon entmutigen, wenn Ihr Bauch dick ist, und man überhaupt keine Aushöhlung wahrnehmen kann. Es dauert ein Weilchen, bis man es zu diesem ausgezehrten Aussehen bringt, aber Sie werden es schaffen.

Baum

I. Wofür die Übung gut ist:

Der Baum
- fördert die Durchblutung der unteren Extremitäten
- macht die Haltung durch Verbesserung des Gleichgewichts graziöser
- verbessert die Körperhaltung insgesamt, denn der Körper muß bei dieser Übung eine kerzengerade Linie bilden, um das Gleichgewicht nicht zu verlieren
- kräftigt die Beinmuskulatur

II. Ausführung:

1. Stellen Sie sich mit geschlossenen Füßen hin. Die Arme sind seitlich ausgestreckt.
2. Knicken Sie Ihr rechtes Bein ein, und bringen Sie die Fußsohle an Ihren linken Schenkel.
3. Gehen Sie mit der Ferse so weit wie möglich zum Schritt hoch, und lassen Sie ihn dort. Das Knie zeigt zur Seite. (Abb. 12)
4. Legen Sie Ihre Handflächen aufeinander, und heben Sie Ihre Hände ausgestreckt über dem Kopf. (Abb. 13)
5. Balancieren Sie so lange wie möglich und atmen Sie schön tief.
6. Senken Sie Fuß und Hände ganz langsam, und entspannen Sie sich.
7. Wiederholen Sie die Übung mit dem linken Fuß.
8. Wiederholen Sie die Übung zweimal pro Seite.

III. So ist es richtig:

Stützen Sie Ihren Fuß mehr auf die Vorderseite des Oberschenkels, dann gleitet er nicht so leicht ab.
Üben Sie Ihr Gleichgewicht erst, indem Sie die Arme seitlich ausgestreckt halten.
Achtung: geben Sie die Stellung nicht zu schnell auf.
Ebenso wie die Muskeln bedarf auch der Gleichgewichtssinn der Übung, um zu funktionieren. Nur klappt es mit dem Balancieren schneller. Machen Sie diese Gleichgewichtsübung, wann immer Sie können, z. B. auch beim Telefonieren.

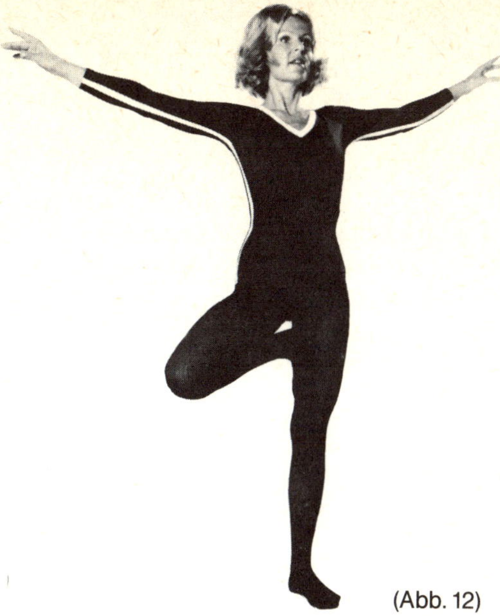
(Abb. 12)

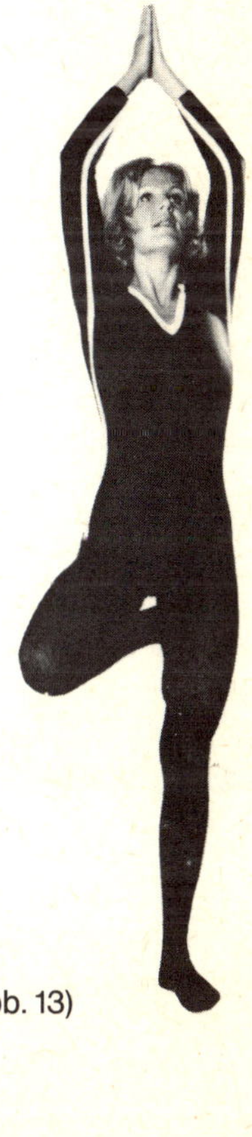
(Abb. 13)

Becken-Streckung

I. Wofür die Übung gut ist:

Die Beckenstreckung

- beseitigt Verspannungen
- streckt und festigt Schenkel, Hüften und Bauch
- stärkt Rücken und Beine
- regt die Funktionen der Drüsen und der Unterleibsorgane an
- macht die Wirbelsäule biegsam
- entwickelt die Brustmuskulatur und weitet den Brustkasten
- verbessert die Haltung
- verringert die Fettpolster an der Rückseite der Schenkel und festigt sie
- streckt und entspannt Füße und Fußknöchel

II. Ausführung:

1. Knien Sie sich mit geschlossenen Füßen auf die Fersen. (Abb. 14)
2. Legen Sie die rechte Hand hinter sich auf den Boden. Die Finger zeigen nach hinten, die Ellbogen sind durchgedrückt.
3. Legen Sie die linke Hand entsprechend auf die andere Seite. Beide Hände ruhen jetzt in gerader Linie von den Schultern auf dem Boden.
4. Lassen Sie Ihren Kopf nach hinten hängen. (Abb. 15)
5. Drücken Sie jetzt Ihr Becken vor und hoch, so weit Sie können. Verharren Sie 5–30 Sekunden lang in dieser Stellung. (Abb. 16)
6. Senken Sie Ihr Becken langsam und gehen Sie in die Stellung des „Zusammengerollten Blattes". Der Kopf ruht auf dem Boden, die Brust ist gegen die Knie gedrückt, das Gesäß ruht auf den Fersen, die Arme liegen zu beiden Seiten des Körpers.
7. Wiederholen Sie die Übung, indem Sie versuchen, die Hände weiter nach hinten zu legen, und gehen Sie anschließend wieder in die Pose des „Zusammengerollten Blattes". (Abb. 17)
8. Machen Sie diese Übung insgesamt dreimal.

III. So ist es richtig:

Achtung: Vergessen Sie nicht, Ihr Becken nach oben zu drücken, Ihr Gesäß darf nicht mehr auf den Fersen ruhen. Ihre gesamte Vorderseite sollte einen Bogen beschreiben. Jedesmal nach dieser Übung sollten Sie Ihren Körper nach vorn beugen, um die extreme Beugung nach rückwärts auszugleichen.
Mit der Zeit werden Sie es schaffen, sich auf Ihre Ellbogen und Schultern aufzustützen. Diese Asana tut besonders Frauen gut und kann sich heilsam auf alle möglichen Frauenleiden und -schmerzen auswirken.

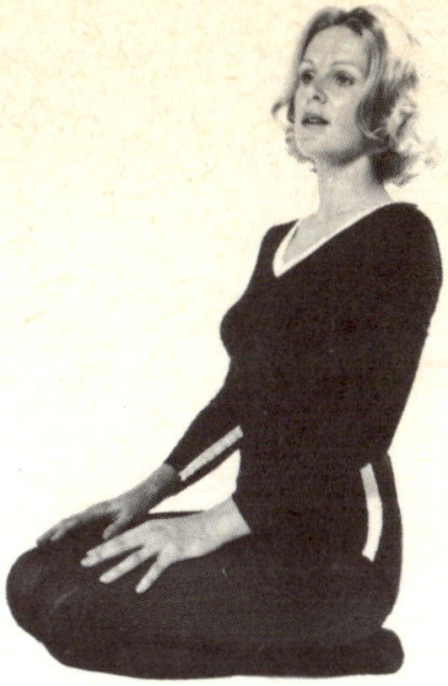

(Abb. 14)

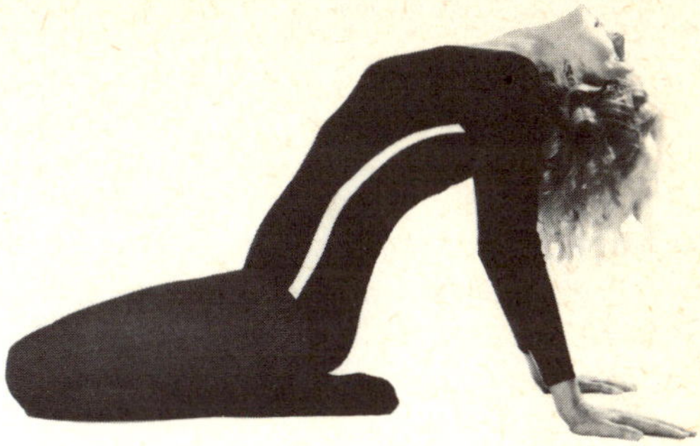

(Abb. 15)

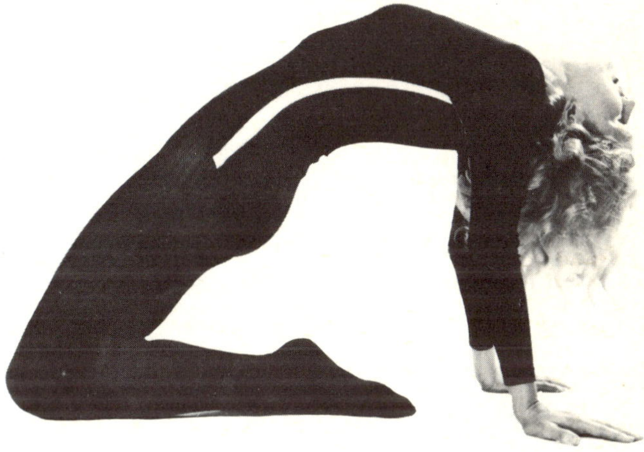

(Abb. 16)

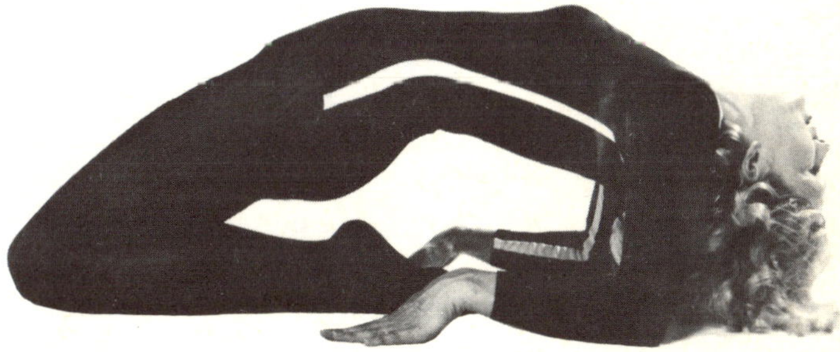

(Abb. 17)

Bein-Überschlag (Krokodil)

I. Wofür die Übung gut ist:

Das Krokodil

- baut Fettpolster ab
- massiert Leber, Bauchspeicheldrüse, Milz und fördert ihre Funktionen
- fördert die Verdauung und schafft Erleichterung bei Gastritis
- festigt und formt die Unterleibsorgane
- baut Stauungen im unteren Teil des Rückens und in den Hüften ab

II. Ausführung:

1. Legen Sie sich auf den Rücken, die Arme zur Seite gestreckt.
2. Heben Sie langsam Ihr durchgedrücktes linkes Bein, bis es senkrecht nach oben zeigt. (Abb. 18)
3. Führen Sie das Bein nach rechts, über den Körper hinweg, und versuchen Sie, mit den Füßen auf den Boden zu kommen.
4. Achten Sie darauf, daß beide Schultern fest auf dem Boden liegen bleiben, selbst wenn Sie dabei mit Ihrer linken Hand nach einem Stuhlbein greifen müssen.
5. Wenn Sie mit Ihrem Bein, so weit Sie konnten in Richtung Boden sind, drehen Sie Ihren Kopf nach links. (Abb. 19)
6. Verharren Sie so 5 – 20 Sekunden.
7. Heben Sie Ihr Bein ganz langsam wieder hoch und bringen Sie es in die Ausgangslage zurück.
8. Machen Sie das gleiche mit dem anderen Bein.
9. Wiederholen Sie die Übung mit beiden Beinen parallel. (Abb. 20)
10. Variation: Winkeln Sie Ihre Beine an und senken Sie sie dann zur Seite.

III. So ist es richtig:

Achtung: Rollen Sie nicht auf die Seite, auf die Sie Ihr Bein bringen. Bleiben Sie mit beiden Schultern fest auf dem Boden, dadurch entsteht eine Seitwärtsdrehung für die Wirbelsäule.

Drehen Sie Ihren Kopf immer in die Gegenrichtung des Beines.
Diese Übung ist so sanft, daß sie gefahrlos auch von älteren Menschen ausgeführt werden kann. Mit einem Minimum an Kraftaufwand wird die Wirbelsäule maximal gedehnt.

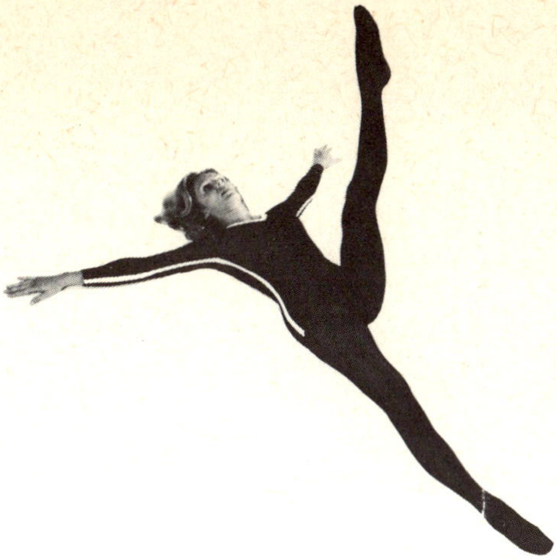

(Abb. 18)

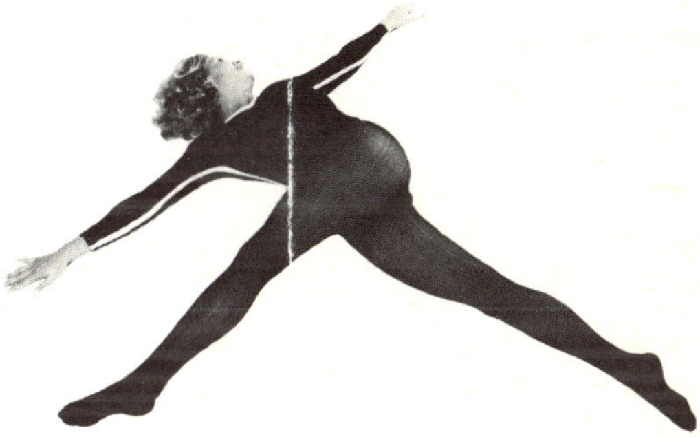

(Abb. 19)

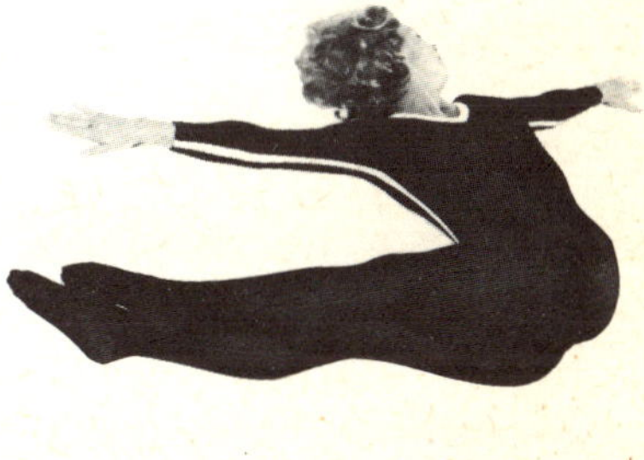

(Abb. 20)

Berg

I. Wofür die Übung gut ist:

Der Berg

- beruhigt das Nervensystem
- fördert die Verdauung und verhindert Verstopfung
- formt und festigt die Bauchmuskulatur und den Rumpf
- stärkt die Wirbelsäule
- stärkt, mit tiefem Atem verbunden, die Lungen und reichert das Blut mit Sauerstoff an
- baut Spannungen ab

II. Ausführung:

1. Setzen Sie sich bequem, aber aufrecht in den Schneidersitz.
2. Legen Sie die Handflächen vor Ihrer Brust zusammen, als ob Sie beteten. (Abb. 21)
3. Drücken Sie die Handflächen gegeneinander und strecken Sie dabei die Arme über den Kopf.
4. Damit Sie sich noch ein bißchen recken: stellen Sie sich vor, Sie wollten mit Ihren Fingerspitzen den Himmel erreichen. (Abb. 22)
5. Verharren Sie so 5–30 Sekunden. Atmen Sie normal.
6. Senken Sie Ihre Hände wieder ganz langsam.
7. Entspannen Sie sich.
8. Diese Übung können Sie auch als Atem-Übung ausführen.

III. So ist es richtig:

Halten Sie Ihren Rücken bei dieser Übung ganz gerade, damit er heilsam gedehnt wird.

Achtung: Halten Sie nicht den Atem an.

Bei dieser Übung trügt der Schein. Manche Spötter mußten zugeben, daß sie große Anforderungen stellt. Wenn das Strecken richtig ausgeführt wird, wirkt diese Übung befreiend.

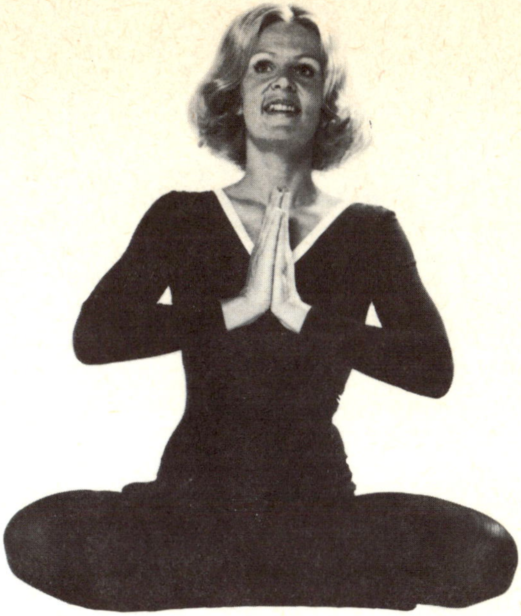

(Abb. 21)

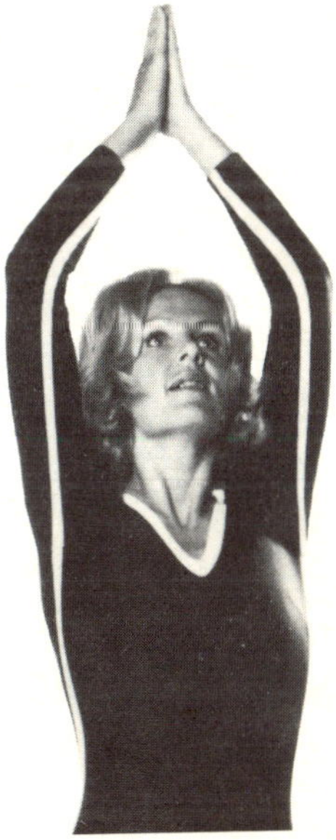

(Abb. 22)

Blume

I. Wofür die Übung gut ist:

Die Blume
- hilft bei Gliederschmerzen und lockert steife Finger
- beugt Gelenkverwachsungen vor
- bewahrt den Händen ein jugendliches Aussehen
- sorgt für eine gute Durchblutung
- macht und hält die Finger gelenkig zum Klavierspielen, Schreibmaschineschreiben und Handarbeiten.

II. Ausführung:

1. Setzen Sie sich bequem in den Schneidersitz.
2. Ballen Sie die Hände zur Faust und drücken Sie dabei ganz stark. (Abb. 23)
3. Stellen Sie sich jetzt vor, Ihre Hand sei eine Blume, die sich in der Morgensonne öffnet, und versuchen Sie mit starkem Gegendruck, Ihre Hände langsam zu öffnen. (Abb. 24)
4. Biegen Sie Ihre Finger ganz nach hinten. (Abb. 25)
5. Schließen Sie Ihre Hände mit dem gleichen Gegendruck, mit dem Sie sie geöffnet haben. Der Druck muß so stark sein, daß man die Sehnen auf der Handrückenseite sehen kann.
6. Entspannen Sie Ihre Finger, indem Sie sie schnell bewegen oder schütteln.
7. Als nächstes spreizen Sie nun Ihre Finger und drücken jeden Finger einzeln gegen die Handfläche. Verharren Sie jeweils zwei Sekunden lang dabei.
8. Wiederholen Sie die gesamten Übungen zwei weitere Mal.

III. So ist es richtig:

Machen Sie die Übungen in warmem Wasser oder Öl; die Wirkung ist die gleiche, aber es tut Ihnen nicht weh.
Für Menschen mit Gelenkentzündung ist es ungeheuer wichtig, daß ihre Gelenke nicht vollkommen steif werden. Diese Übung trägt überdies zur Schönheit bei: sie bewahrt den Händen ein jugendliches Aussehen; oft sind es die Hände, die Ihr Alter verraten.

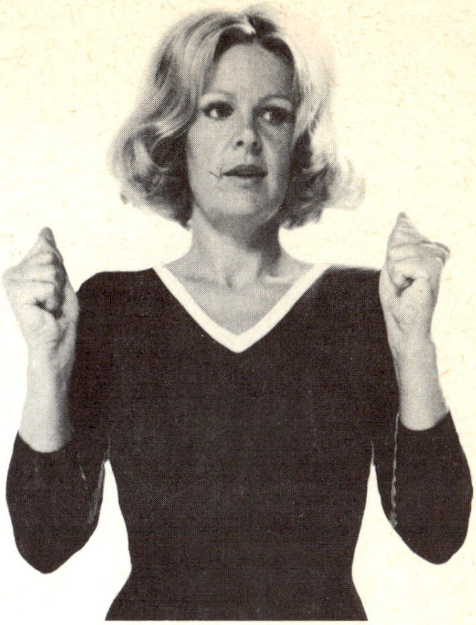

(Abb. 23)

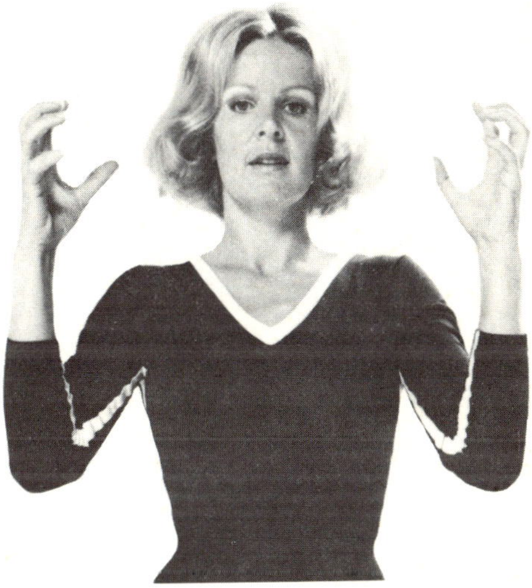

(Abb. 24)

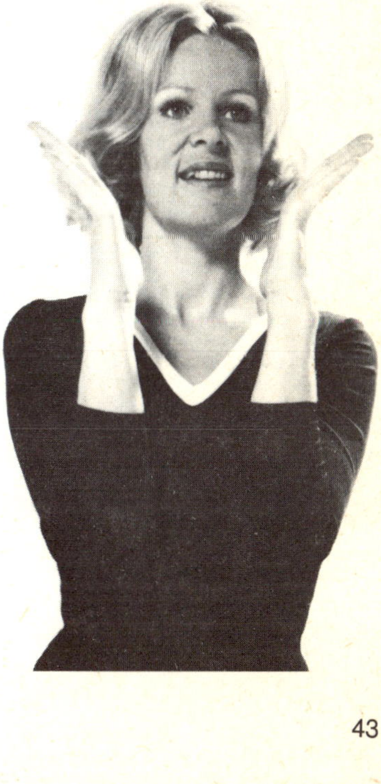

(Abb. 25)

Bogen

I. Wofür die Übung gut ist:

Der Bogen
- schafft Schmerzerleichterung bei Bandscheibenschäden
- formt und festigt Muskeln in Bauch, Armen, Beinen und im Rücken
- entwickelt und festigt den Brustkorb und die Brustmuskulatur
- stärkt die Wirbelsäule und macht sie gelenkig
- reduziert das Gewicht an Hüften und Gesäß
- fördert die Verdauung
- verbessert die Haltung

II. Ausführung:

1. Legen Sie sich bäuchlings auf den Boden. Die Arme liegen am Körper.
2. Winkeln Sie Ihre Knie, und bringen Sie die Füße so nah wie möglich an Ihr Gesäß.
3. Fassen Sie Ihre Knöchel, erst den einen, dann den anderen. (Abb. 26)
4. Heben Sie Ihre Knie vom Boden hoch, indem Sie die Knöchel von den Händen wegziehen. Ihre Hände halten zwar immer noch die Knöchel ganz fest, aber durch das Wegziehen gelingt es Ihnen besser, die Knie vom Boden zu erheben als durch ein Herunterziehen.
5. Heben Sie gleichzeitig den Kopf. (Abb. 27)
6. Verharren Sie anfangs 5 – 10 Sekunden lang in dieser Stellung, und steigern Sie sich mit 5 Sekunden pro Woche mehr bis zu 30 Sekunden. Atmen Sie so normal wie möglich dabei.
7. Gehen Sie ganz langsam in die Ausgangsstellung, entspannen Sie sich und ruhen ein bißchen aus.
8. Wiederholen Sie die Übung zweimal.

III. So ist es richtig:

Kommen Sie ganz langsam aus der Stellung heraus. Ziehen Sie die Knöchel „hoch und weg“, nicht herunter, um die störrischen Knie vom Boden hochzukriegen.
Achtung: Lassen Sie sich nicht zurückschnellen, sonst ist ein Drittel der Wirkung verloren.
Diese Übung erfordert einiges von Ihnen, dafür aber gibt Sie Ihnen ein Vielfaches an Nutzen zurück, und sie sollte ein tägliches „Muß“ in Ihrem Tagesprogramm werden.

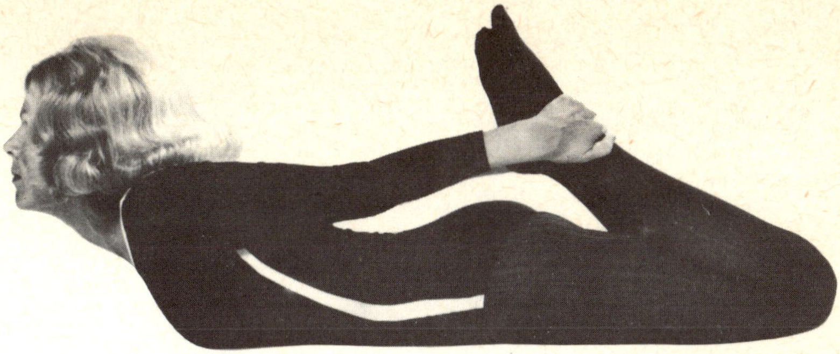

(Abb. 26)

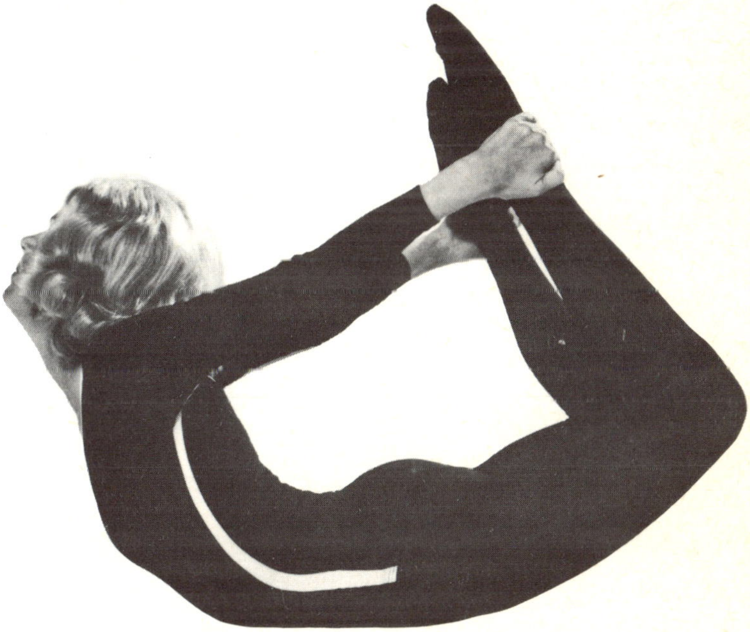

(Abb. 27)

Brunnen

I. Wofür die Übung gut ist:

Der Brunnen
- strafft und baut Fettpolster an den Hüften ab
- macht die Taille schlanker
- fördert die Durchblutung der Arme
- dehnt den Körper an beiden Seiten
- entspannt

II. Ausführung:

1. Stellen Sie sich mit leicht geöffneten Füßen hin. Falten Sie die vorn herabhängenden Hände.
2. Erheben Sie langsam die gefalteten Hände über den Kopf, und beugen Sie sich von der Taille aus rückwärts, so weit Sie können. Verharren Sie so ein paar Sekunden lang. (Abb. 28)
3. Beschreiben Sie nun aus der Taille heraus einen Kreis mit Ihrem Körper, indem Sie sich zuerst nach links, nach vorn, dann nach rechts beugen. Verharren Sie in jeder Beuge ein paar Sekunden lang. (Abb. 29 und Abb. 30)
4. Entspannen Sie sich, und ziehen Sie dann den Kreis andersherum. Atmen Sie so normal wie möglich. Wiederholen Sie die Übung in beiden Richtunggen je zweimal.
5. Variationen:
   a) Machen Sie die Übung genau wie oben beschrieben, nur stellen Sie sich jetzt dabei auf die Zehen.
   b) Machen Sie die Übung ohne das Verharren, in einer durchgehenden, sehr langsamen Bewegung.
   c) Vergrößern Sie die Kreise, die Sie mit Ihrem Körper ziehen.

III. So ist es richtig:

Kneifen Sie Ihr Gesäß zusammen, wenn Sie sich seitlich beugen, dadurch wird die Übung noch wirkungsvoller.
Achtung: Lassen Sie Ihre Knie durchgestreckt, und bewegen Sie die Füße nicht.
Der Brunnen ist eine ausgezeichnete Übung für Menschen, die an ganz bestimmten Stellen abnehmen wollen. Er vermittelt ein herrliches Gefühl des Sich-Streckens und Freiwerdens von Spannungszuständen.

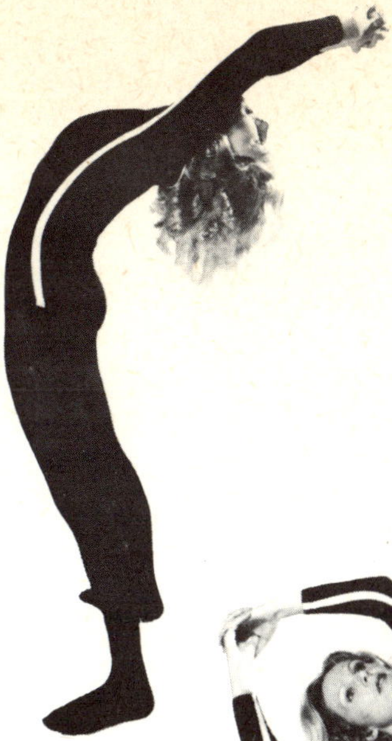

(Abb. 28)

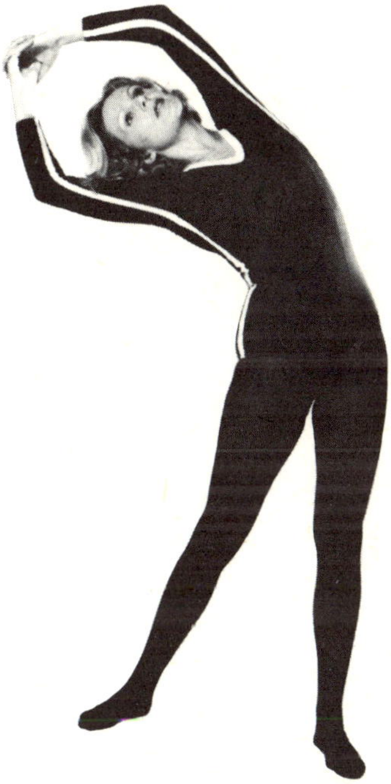

(Abb. 29)

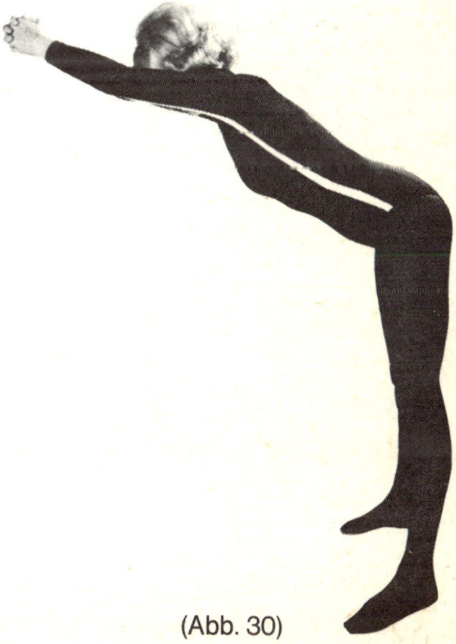

(Abb. 30)

Brust-Expander (Parsvottanasana)

I. Wofür die Übung gut ist:

Der Brust-Expander

- entwickelt die Brust
- mildert Spannungen im Nacken, den Schultern und im oberen Teil des Rükkens
- schafft neue Energie
- entspannt den gesamten Körper
- strafft und reduziert einen „Speckbauch“
- verbessert die Haltung
- dehnt die Lungen und sorgt für eine bessere Durchblutung des Kopfes

II. Ausführung:

1. Stellen Sie sich aufrecht, mit leicht gespreizten Beinen hin, Arme vorn in Schulterhöhe, die Handflächen aufeinander. (Abb. 31)
2. Bringen Sie die Arme in einer weitausholenden Bewegung nach hinten, rükken Sie die Schulterblätter zusammen und falten Sie die Hände.
3. Lassen Sie den Kopf nach hinten fallen, und beugen Sie sich, soweit es ohne Anstrengung geht, nach hinten, indem Sie Ihr Becken dabei nach vorn drücken.
4. Drücken Sie Ihre gefalteten Hände in Richtung Kopf und verharren Sie so 5 Sekunden lang. (Abb. 32)
5. Aus dieser Stellung heraus beugen Sie sich jetzt langsam von der Taille aus nach vorn und lassen den Kopf vornüber fallen. Lassen Sie sich vom Gewicht Ihres Körpers nach unten ziehen. Machen Sie keine ruckartige Bewegung. (Abb. 33)
6. Verharren Sie so 10 Sekunden lang, und versuchen Sie dabei, mit Ihren Händen weiter in Richtung Kopf nach unten zu kommen. (Abb. 34 fortgeschrittene Pose)
7. Richten Sie sich langsam wieder auf, entspannen Sie sich, und machen Sie die Übung noch zweimal.

III. So ist es richtig:

Wiederholen Sie die Übung oft, wenn Sie etwas für Ihre Büste tun wollen.
Achtung: Schließen Sie bei dieser Übung nicht die Augen, dadurch fällt es Ihnen leichter, die Balance zu halten.
Der Brust-Expander ist eine wunderbare Übung, die Sie belebt, wenn Sie stundenlang am Schreibtisch gesessen haben, sich abgespannt und lustlos fühlen.

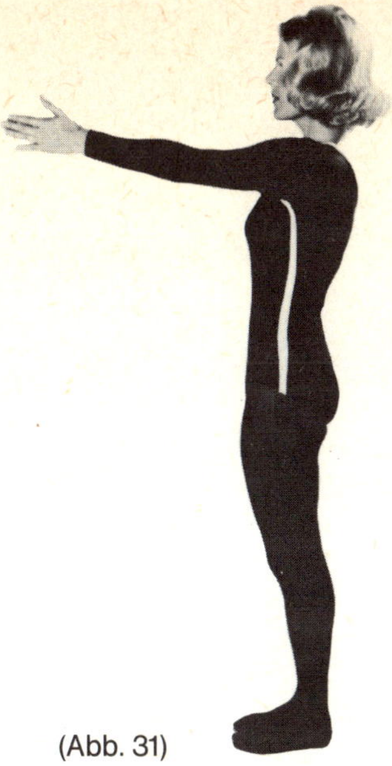
(Abb. 31)

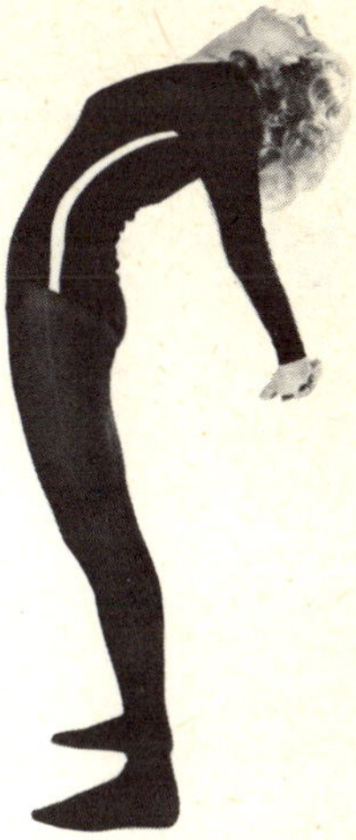
(Abb. 32)

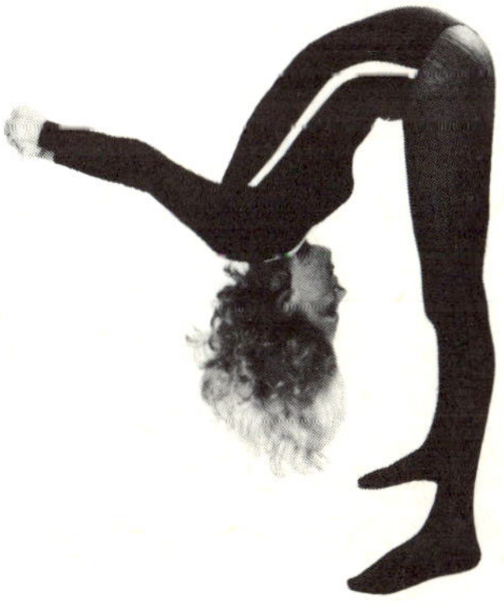
(Abb. 33)

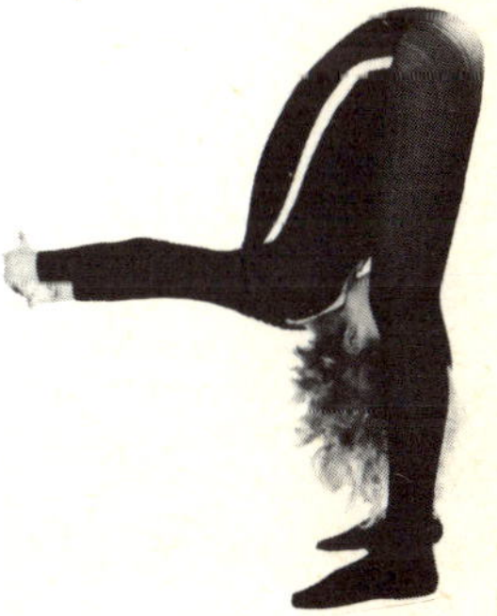
(Abb. 34)

Dreieck (Trikonasana)

I. Wofür die Übung gut ist:

Das Dreieck
- mildert Rückenschmerzen
- entwickelt den Brustkorb
- bringt Erleichterung bei Menstruationsbeschwerden
- kräftigt die Hüft-, Schenkel- und Beinmuskulatur
- massiert und fördert die Funktionen der Unterleibsorgane
- in seiner Variation: macht die Taille schlanker

II. Ausführung:

1. Stellen Sie sich mit einem Meter gespreizten Beinen hin.
2. Strecken Sie die Arme seitlich aus, bis sie parallel zum Boden sind. (Abb. 35)
3. Drehen Sie Ihren rechten Fuß um 90 Grad nach außen, den Linken leicht nach links.
4. Beugen Sie Ihren Körper nach der rechten Seite. Fassen Sie mit der rechten Hand die Außenseite Ihres rechten Beines so weit unten wie möglich an.
5. Heben Sie den linken Arm, bis er mit dem rechten Arm eine gerade Linie bildet. Schauen Sie zu Ihrer linken Hand hoch. (Abb. 36)
6. Verharren Sie 10 – 30 Sekunden, atmen Sie normal.
7. Richten Sie sich langsam wieder auf.
8. Wiederholen Sie die Übung nach der anderen Seite.
9. Wiederholen Sie die Übung zweimal pro Seite.

Variation:

1. Schritt 1 bis 3 wie oben.
2. Drehen Sie Ihren Körper mit ausgestreckten Armen nach rechts, und führen Sie den linken Arm so nah wie möglich an die Außenseite des rechten Fußes.
3. Heben Sie den rechten Arm so hoch, daß er mit dem linken eine gerade Linie bildet. Schauen Sie zur rechten Hand hoch. (Abb. 37)
4. Schritt 6, 7, 8 und 9 wie oben.

III. So ist es richtig:

Halten Sie die Knie die ganze Zeit über vollkommen durchgedrückt. Wie weit Sie kommen, ist bei weitem nicht so wichtig, wie die richtige Ausführung der Übung.
Strecken Sie Ihre Schultern beim Verharren.
Das Dreieck erinnert stark an eine Gymnastik-Übung, die Sie sicherlich kennen. Nur hat sie durch das Verharren den Effekt, Verspannungen zu beheben. Probieren Sie beide Übungen aus, dann werden Sie den Unterschied feststellen.

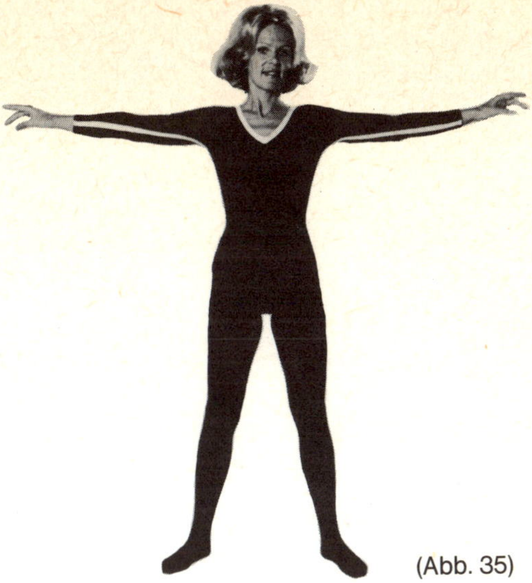

(Abb. 35)

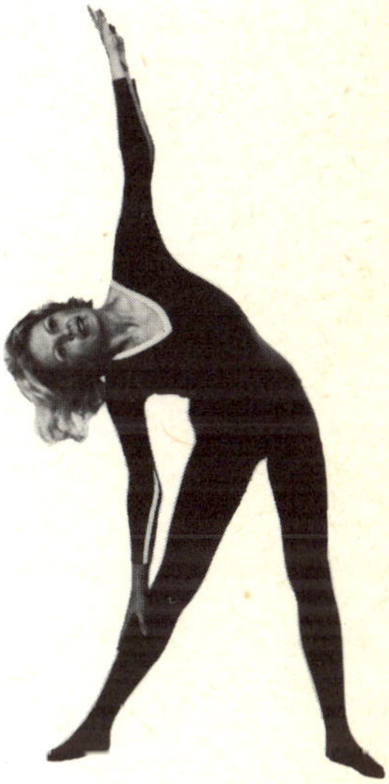

(Abb. 36)

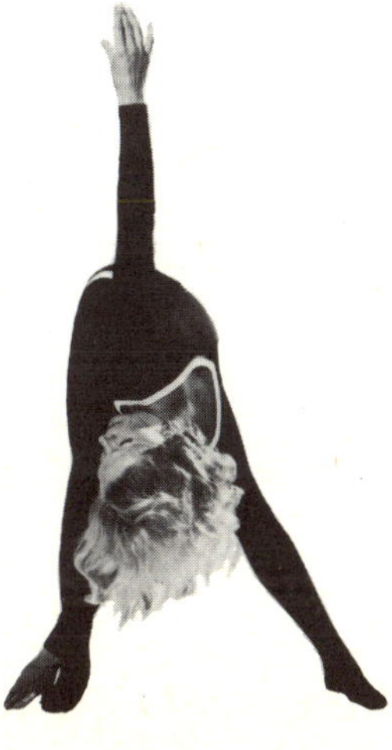

(Abb. 37)

Ellbogen-Schwung

I. Wofür die Übung gut ist:

Der Ellbogen-Schwung
- schafft Erleichterung bei rheumatischen Beschwerden und Gelenkentzündungen
- entspannt
- hält die Arme gelenkig

II. Ausführung:

1. Setzen Sie sich bequem in den Schneidersitz, oder stellen Sie sich gerade hin.
2. Beugen Sie Ihre Ellbogen und heben Sie sie auf Schulterhöhe. Die Hände sind locker geballt. (Abb. 38)
3. Lassen Sie Ihre Ellbogen einrasten, indem Sie Ihre Arme plötzlich nach vorn schnellen. (Abb. 39)
4. Entspannen Sie für einen Moment, und wiederholen Sie die Übung fünfmal.

III. So ist es richtig:

Achten Sie darauf, daß Ihre Arme richtig nach vorn schnellen, als ob sie Ihre Hände wegwerfen wollten.
Bei Yoga geht es um jeden Körperteil, auch wenn er noch so unbedeutend erscheint, denn jeder kann verspannt sein. Diese Übung sorgt dafür, daß Ihre Ellbogen-Gelenke gut geschmiert werden (damit sie nicht knarren und knacken).

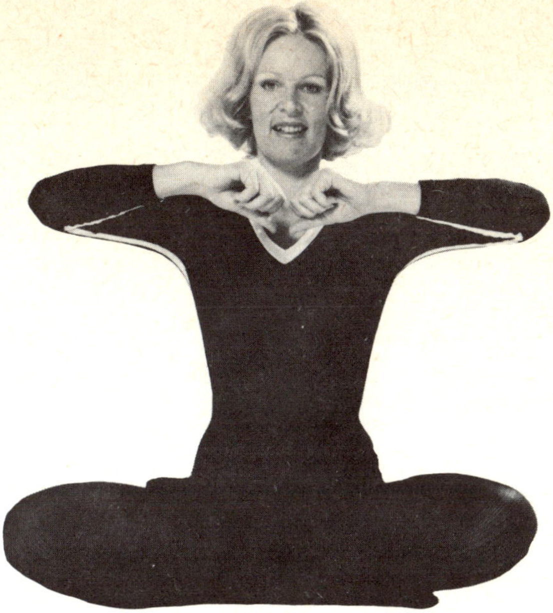

(Abb. 38)

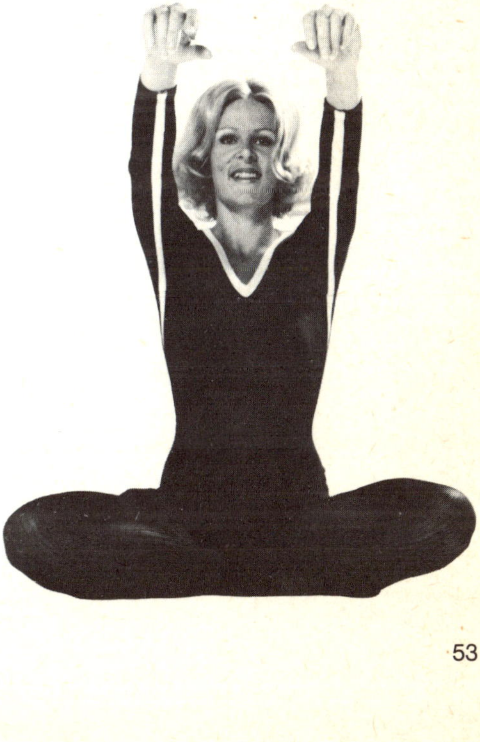

(Abb. 39)

Fisch (Matsyasana)

I. Wofür die Übung gut ist:

Der Fisch

- ist wohltuend für Menschen mit Asthma und sonstigen Atembeschwerden
- stimuliert die Schilddrüse und unterstützt die Gewichtskontrolle
- lockert die Nackenpartie und den oberen Teil des Rückens und entspannt sie
- entwickelt den Brustkorb und die Büste
- regt die Verdauung an
- bringt Erleichterung bei Hämorrhoiden
- fördert die Durchblutung des Kopfes

II. Ausführung:

1. Legen Sie sich mit ausgestreckten Beinen auf den Boden. Die Hände liegen mit den Handflächen nach unten, halb unter dem Gesäß. Die Ellbogen sind leicht angewinkelt. (Abb. 40)
2. Verlagern Sie Ihr Gewicht auf die Ellbogen, und heben Sie Ihren Brustkorb, indem Sie ein Hohlkreuz machen.
3. Beugen Sie gleichzeitig Ihren Kopf so weit zurück, bis Sie mit dem Scheitel fest auf dem Boden ruhen, oder so weit Sie können. (Abb. 41)
4. Verlagern Sie Ihr Gewicht jetzt so, daß die Hauptlast von Ihrem Gesäß getragen wird.
5. Verharren Sie so lang Sie können (5 – 60 Sekunden) oder bis es Ihnen unbequem wird; atmen Sie normal.
6. Kommen Sie ganz langsam aus der Stellung heraus und wiederholen Sie die Übung zweimal.

III. So ist es richtig:

Achten Sie darauf, daß Ihr Gewicht hauptsächlich vom Gesäß und den Ellbogen getragen wird.
Achtung: Die Beine müssen vollkommen gestreckt bleiben.
Der Fisch ist eine Übung von hohem therapeutischen Wert für alle Menschen, die unter Atembeschwerden leiden, denn sie erleichtert das Atmen durch die vollkommen gerade verlaufende Luftröhre. Außerdem hilft sie gegen Verspannungen der Nackengegend. Machen Sie diese Übung oft, und immer nach der Kerze und dem Pflug.

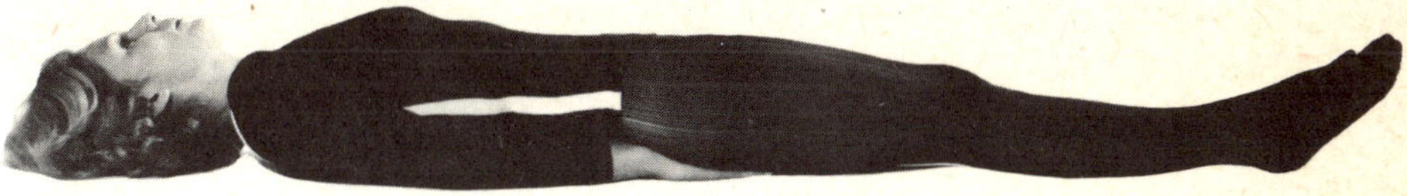

(Abb. 40)

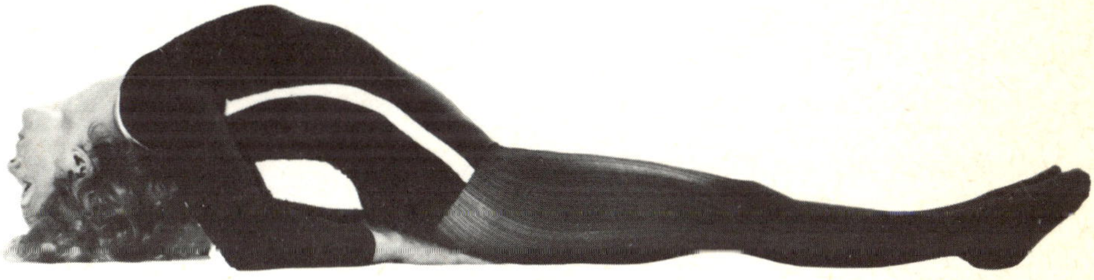

(Abb. 41)

Gespreizte Beinstreckung (Prasarita Padotanasana)

I. Wofür die Übung gut ist:

Die gespreizte Beinstreckung
- dehnt und festigt die Beinsehnen
- entspannt den ganzen Körper
- wirkt auf die gesamte Beckengegend (Durchblutung) ein
- bringt Schmerzerleichterung bei Gicht
- hilft besonders Frauen, denn sie sorgt für regelmäßige Menstruation und fördert die Funktionen der Eierstöcke
- strafft die Schenkel und baut Fettpolster ab
- macht die Wirbelsäule biegsam und gelenkig

II. Ausführung:

1. Setzen Sie sich mit weit gespreizten, ausgestreckten Beinen auf den Boden. (Abb. 42)
2. Legen Sie die Hände auf die Beine, und lassen Sie sie langsam zu den Zehen gleiten. Die Beine bleiben gestreckt.
3. Beugen Sie sich von der Taille aus nach vorn, Wirbel für Wirbel. Dann greifen Sie mit den Händen den Teil der Beine, den Sie mühelos fassen können. (Abb. 43)
4. Lassen Sie den Kopf nach vorn fallen und beugen Sie die Ellbogen nach oben, um die Wirbelsäule noch besser zu dehnen. Verharren Sie 10 – 30 Sekunden lang. Entspannen Sie sich, und kommen Sie ganz langsam aus der Stellung heraus.
5. Wiederholen Sie die Übung noch zweimal.

III. So ist es richtig:

Setzen Sie sich bequem auf Ihr Becken, nicht auf Ihr Steißbein.
Achtung: Halten Sie die Knie die ganze Zeit durchgedrückt, sonst verliert die Übung einen großen Teil ihrer Wirkung.
Machen Sie keine ruckartigen Bewegungen.
In der fortgeschrittenen Form dieser Stellung (Abb. 44) können Sie mit dem Kopf den Fußboden berühren.
Diese Übung ist besonders für Frauen geeignet, die sie deshalb täglich machen sollten.

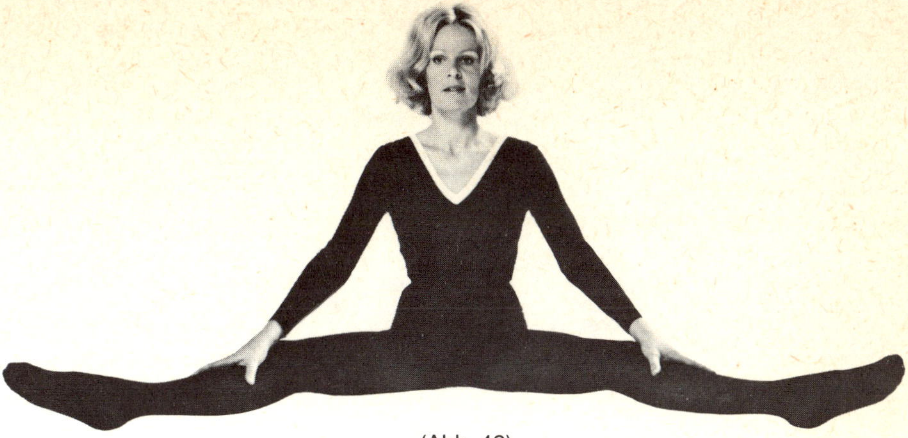

(Abb. 42)

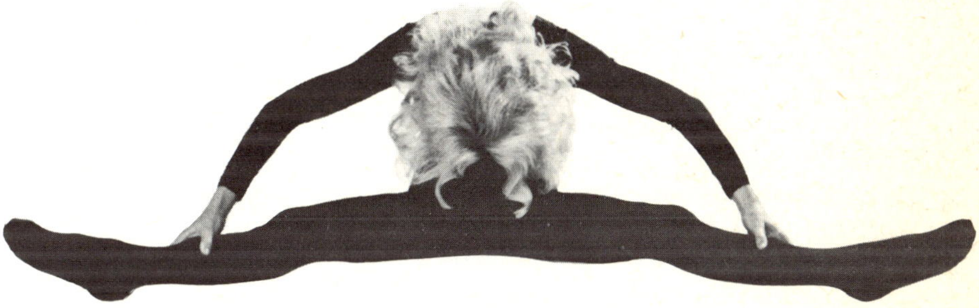

(Abb. 43)

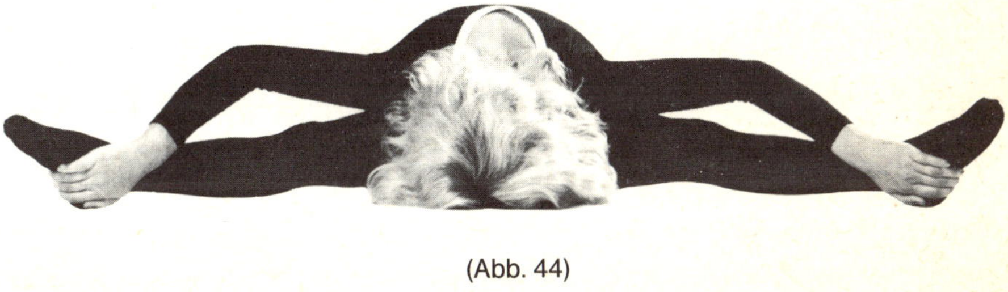

(Abb. 44)

Haltungsgriff (60 Mukhasana Variation)

I. Wofür die Übung gut ist:

Der Haltungsgriff

- bringt Erleichterung bei Schleimbeutelentzündung und verspannten Schultern
- verbessert die Haltung, ist gut bei Hängeschultern
- formt und stärkt die Oberarme
- trainiert die Muskulatur um die Schulterblätter und im oberen Teil des Rükkens
- schmiert die Schultergelenke
- erweitert den Brustkorb

II. Ausführung:

1. Setzen Sie sich bequem, mit geradem Rücken, in den Schneidersitz.
2. Legen Sie Ihre linke Hand auf den Rücken, die Handfläche nach außen, und versuchen Sie, sie so weit wie möglich am Rücken hochzuschieben. (Abb. 45)
3. Strecken Sie Ihre rechte Hand aus, biegen Sie die Ellbogen ein, und führen Sie Ihre rechte Hand zum Rückgrat. (Abb. 46) Diese Stellung heißt auch „Kuhkopf-Stellung“, weil der hochragende Ellbogen an ein Horn erinnert.
4. Versuchen Sie nun, Ihre beiden Hände zueinander zu bringen: schieben Sie sie Zentimeter um Zentimeter aufeinander zu, bis sich die Finger berühren und einander festhalten können.
5. Verharren Sie so 10 – 30 Sekunden. Versuchen Sie, mit der linken Hand eine leichte Abwärts- und mit der rechten eine leichte Auswärtsbewegung zu machen. Oder beugen Sie den Körper dabei nach vorn, bis der Kopf die Knie berührt. (Abb. 47 und Abb. 48)
6. Wiederholen Sie die Übung mit der anderen Hand, dann noch weitere zweimal pro Seite.
7. Konzentrieren Sie sich auf die Seite, auf der Sie steifer sind.

III. So ist es richtig:

Halten Sie Ihren Rücken vollkommen gerade; dadurch ist der Erfolg größer.
Sind Ihre Finger zu weit voneinander entfernt, dann nehmen Sie ein Taschentuch als Bindeglied.
Achtung: Überanstrengen Sie sich nicht; gehen Sie nur so weit, wie es Ihnen ohne Schmerzen möglich ist.
Der Haltungsgriff ist eine hervorragende Übung, um Sie von Verspannungen zu befreien, besonders, wenn Sie viel Zeit am Schreibtisch zubringen müssen. Er gleicht Haltungsschäden aus, was sich wiederum positiv auf Ihre Gesundheit auswirkt.

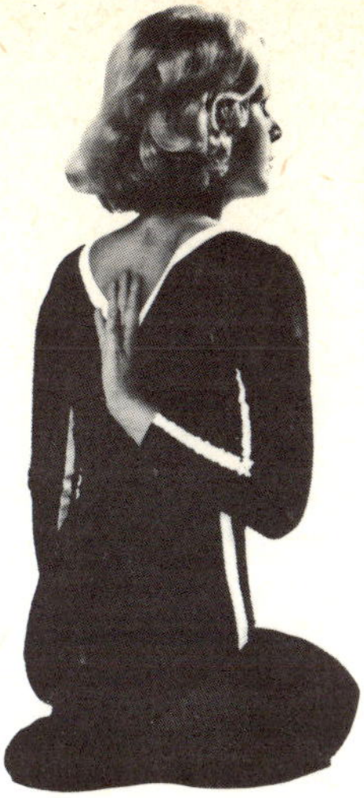
(Abb. 45)

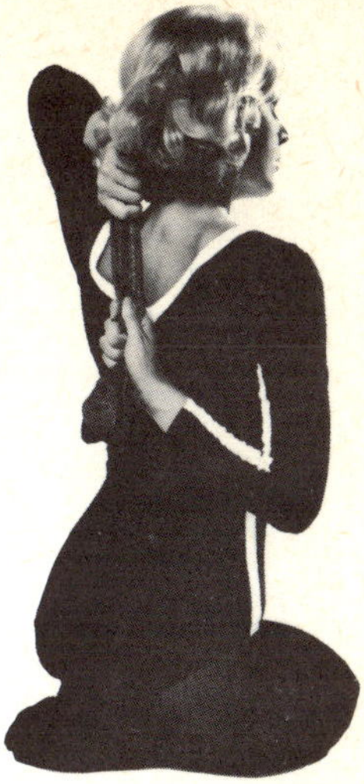
(Abb. 46)

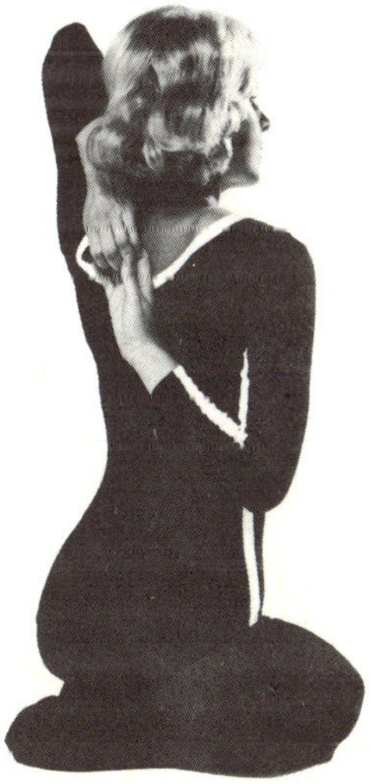
(Abb. 47)

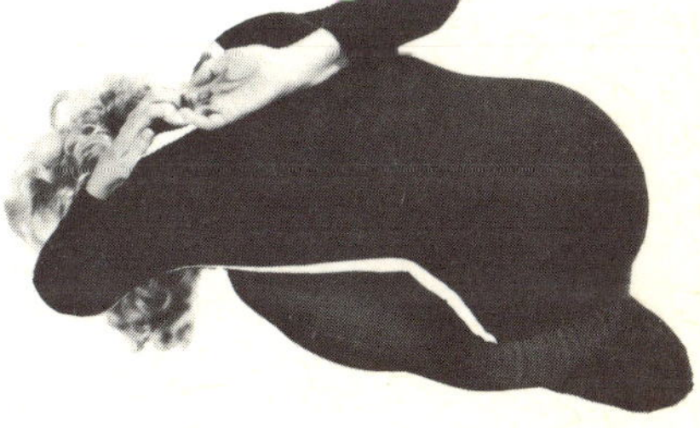
(Abb. 48)

Hand-an-die-Wand-Übung

I. Wofür die Übung gut ist:

Die Hand-an-die-Wand-Übung
- festigt und formt die Brustmuskulatur
- entwickelt die Büste
- stärkt Arme und Handgelenke
- hilft bei verspannten Schultern

II. Ausführung:

1. Stellen Sie sich aufrecht, mit dem Gesicht zur Wand, hin.
2. Legen Sie Ihre Handflächen gegen die Wand, so daß die Fingerspitzen zueinander zeigen und sich leicht berühren.
3. Entfernen Sie sich jetzt eine Armlänge von der Wand. (Abb. 49)
4. Beugen Sie ganz langsam die Ellbogen; der Körper bleibt dabei ganz gerade.
5. Drücken Sie nun – mehr mit der Handfläche als mit der ganzen Hand – gegen die Wand, und schaffen Sie somit einen Gegendruck zu Ihrem Körper, der sich ganz langsam der Wand nähert. Bringen Sie langsam Ihre Stirn gegen die Wand. Achten Sie darauf, daß Sie nicht in der Taille einknicken und das Gesäß herausstrecken: Ihr Körper muß eine gerade Linie bilden. (Abb. 50)
6. Verharren Sie 5 – 15 Sekunden lang und drücken sich dann langsam mit Ihren Handflächen zurück.
7. Entspannen Sie sich.

III. So ist es richtig:

Achten Sie darauf, daß Ihr Körper von den Schultern nach unten eine ganz gerade Linie bildet, wenn Sie sich eine Armlänge von der Wand wegdrücken.

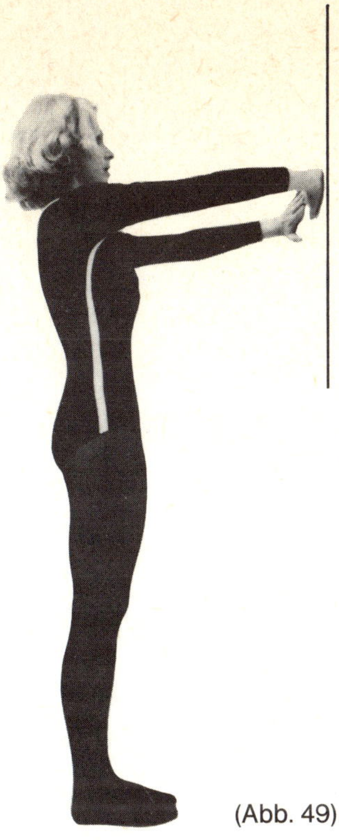

(Abb. 49)

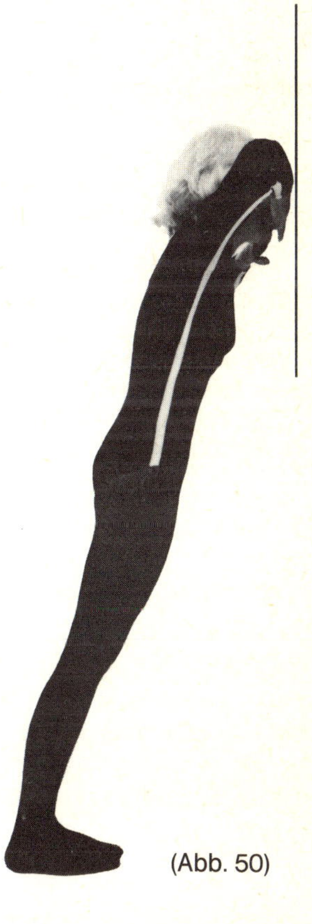

(Abb. 50)

Heuschrecke (Boot) (Salabhasana)

I. Wofür die Übung gut ist:

Die Heuschrecke (Boot)

- hilft gegen Bandscheibenschäden
- strafft das Gesäß
- festigt und reduziert die Hüften
- fördert die Verdauung
- wirkt wohltuend auf Blase und Sexualdrüsen
- dehnt die Wirbelsäule und macht sie gelenkig
- lindert Schmerzen im Rücken, in der Kreuzbein- und Lendengegend
- macht den Bauch flach und fest

II. Ausführung:

1. Legen Sie sich bäuchlings auf den Boden. Die Arme sind nach vorn gestreckt. (Abb. 51)
2. Erheben Sie gleichzeitig ganz langsam Kopf, Brustkorb, Arme und Beine, so hoch wie möglich.
3. Kneifen Sie Ihre Gesäßmuskulatur zusammen, und achten Sie darauf, daß Ihre Beine die ganze Zeit geschlossen und gestreckt bleiben. (Abb. 52)
4. Verharren Sie so lang wie möglich oder 5 – 30 Sekunden so; atmen Sie normal.
5. Wiederholen Sie die Übung zweimal.

III. So ist es richtig:

Halten Sie Ihre Beine geschlossen, die Wirkung ist dann größer.
Achtung: Wenn Sie die Muskulatur des oberen Rücken stärken wollen, dann dürfen Sie sich auf keinen Fall bei dieser Übung mit den Händen aufstützen.
Lassen Sie sich nicht entmutigen, wenn Beine und Brustkorb nur ein winziges bißchen vom Boden hochkommen. Das wird von Mal zu Mal besser.
Für ältere Menschen, oder für Menschen mit Rückenbeschwerden ist die Heuschrecke eine sichere und sehr wirksame Übung, da sie gegen die Schwerkraft ausgeführt wird. Dadurch können Sie sich bei dieser Übung nie überanstrengen.

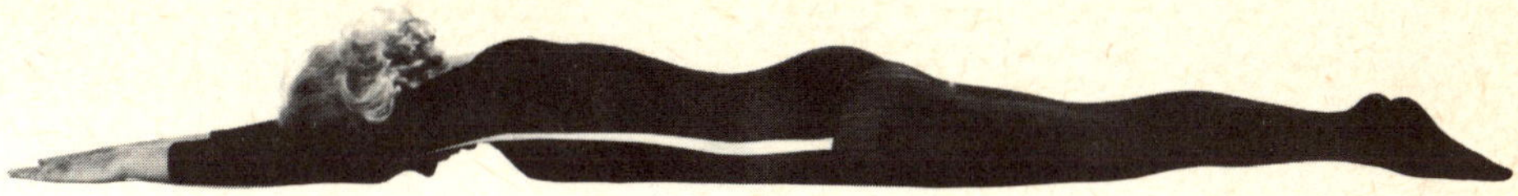

(Abb. 51)

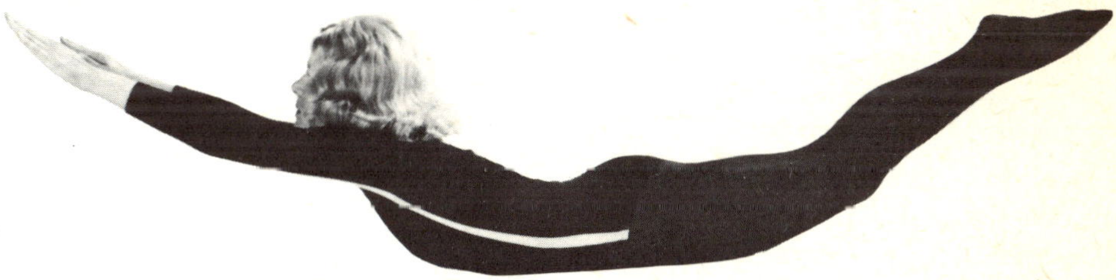

(Abb. 52)

Japanischer (Diamant-) Sitz (Virasana Variation)

I. Wofür die Übung gut ist:

Der Diamant-Sitz
- hilft bei verspannten Fußknöcheln
- dehnt die Oberseite der Schenkel
- macht die Kniegelenke biegsam
- ist wohltuend bei Krampfadern und müden Beinen
- entspannt den gesamten Fuß, besonders den Spann

II. Ausführung:

1. Knien Sie sich aufrecht mit geschlossenen Füßen und nach hinten gerichteten Zehenspitzen hin.
2. Setzen Sie sich ganz langsam mit Ihrem Gesäß auf die Fersen, Sie können sich dabei, wenn Sie wollen, mit den Händen abstützen.
3. Entspannen Sie sich, indem Sie Ihr gesamtes Gewicht auf die Fersen verlagern. Halten Sie den Rücken dabei vollkommen gerade. (Abb. 53)
4. Legen Sie die Hände auf die Schenkel.
5. Wenn Ihnen die Übung leicht fällt, dann lassen Sie die Fersen auseinander fallen, wobei die Zehen zueinander zeigen, und versuchen Sie, sich in dieses „Nest“ zu setzen.

III. So ist es richtig:

Setzen Sie sich so oft wie möglich so hin.
Achten Sie darauf, daß Ihr Rücken ganz gerade ist.
Der Boden ist Ihre Übungsfläche.
Ziehen Sie immer den Boden Ihren sogenannten bequemen Sitzmöbeln vor, damit verhindern Sie, daß sich Ihre Haltung verschlechtert.
Nachdem Sie eine anfängliche Steifheit überwunden haben, und das geht schneller als Sie denken, wirkt diese Yoga-Stellung äußerst wohltuend auf Ihre Nerven und auf die Muskulatur.

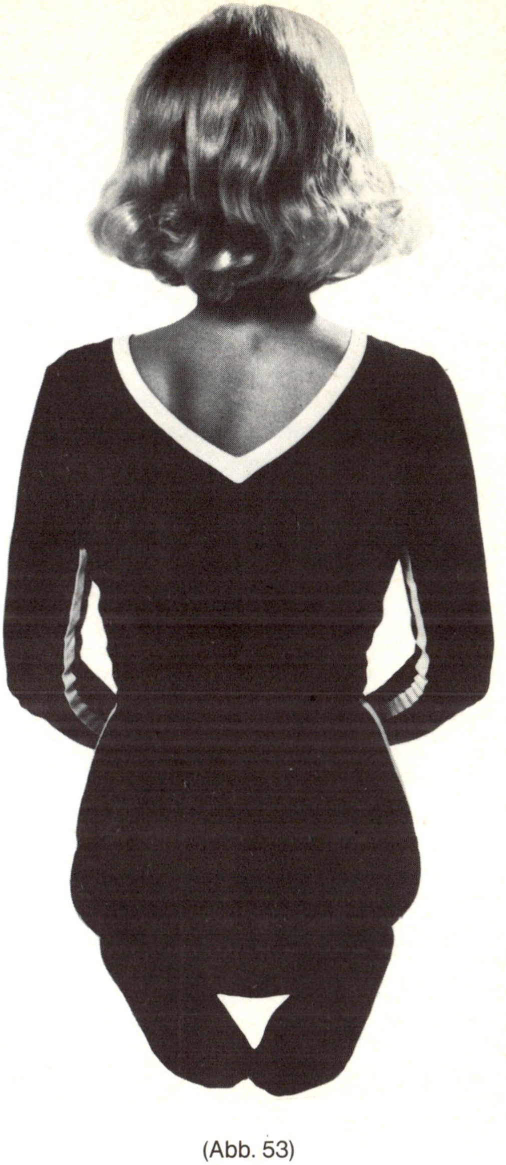

(Abb. 53)

Kamel (Ustrasana)

I. Wofür die Übung gut ist:

Das Kamel

- macht die Wirbelsäule gelenkig und kräftigt sie
- vermittelt Energie und verbessert die Haltung
- wirkt sich positiv auf Hängeschultern und verkrümmten Rücken aus
- ist für ältere Menschen mit Wirbelsäulenschäden wohltuend, weil sie so sanft einwirkt

II. Ausführung:

1. Knien Sie sich aufrecht hin. Die Beine bleiben geschlossen, die Fußspitzen zeigen nach hinten.
2. Legen Sie die Hände an die Taille, und beugen Sie sich ganz langsam nach hinten; strecken Sie Ihr Becken dabei nach vorn. (Abb. 54)
3. Lassen Sie Ihren Kopf nach hinten fallen.
4. Lassen Sie jetzt die rechte Hand über der rechten, dann die linke über der linken Ferse hängen, und legen Sie, wenn Sie es schaffen, die Handflächen auf die Fußsohlen. (Abb. 55)
5. Kneifen Sie das Gesäß zusammen und strecken Sie Schenkel und Becken weit nach vorn. (Abb. 56)
6. Verharren Sie so lange wie möglich oder 5 – 30 Sekunden so. Atmen Sie so normal wie möglich.
7. Wiederholen Sie die Übung zweimal.

III. So ist es richtig:

Denken Sie daran, Brust und Becken weit vorzustrecken, dadurch fällt es Ihnen leichter, sich nach hinten zu beugen.
Achtung: Beugen Sie sich nur so weit nach hinten, wie es Ihnen ohne Anstrengung und Schmerzen möglich ist.
Anfangs werden Ihre Hände bei dieser Übung irgendwo in der Luft hängen. Machen Sie sich keine Sorgen, wenn Sie mit ihnen nicht bis an die Füße kommen. Diese Asana ist sanft und doch sehr wirkungsvoll für die Wirbelsäule. Jeder, auch ein älterer Mensch, kann diese Übung gefahrlos ausführen. Die Bekken-Streckung ist eine logische Anschluß-Übung.

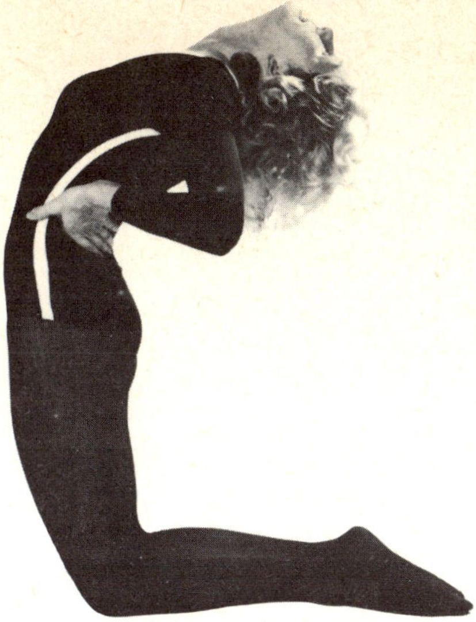

(Abb. 54)

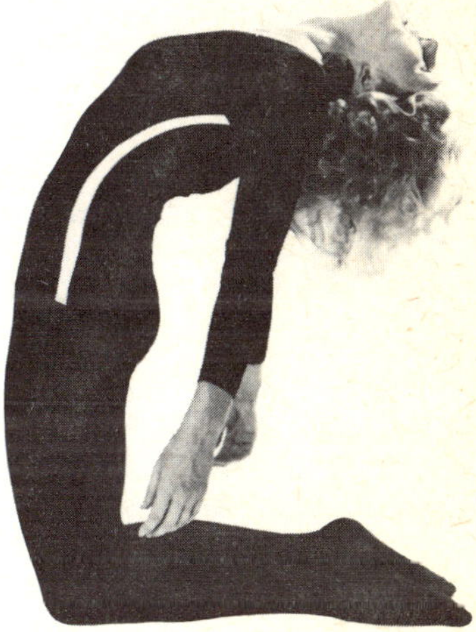

(Abb. 55)

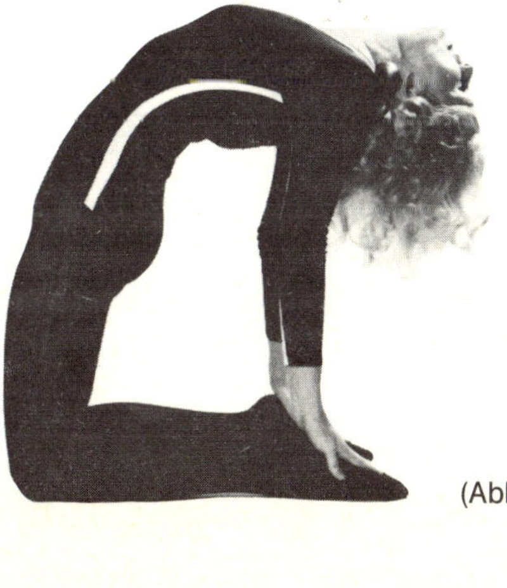

(Abb. 56)

Katzen-Streckung

I. Wofür die Übung gut ist:

Die Katzen-Streckung
- stärkt den Rücken
- entspannt
- eignet sich für Frauen, die gerade entbunden haben, denn sie festigt die schlaffgewordenen weiblichen Organe
- strafft die Kinngegend
- streckt die gesamte Vorderseite des Körpers
- stärkt die Arme

II. Ausführung:

1. Knien Sie auf allen Vieren.
2. Rollen Sie sich leicht nach hinten. (Abb. 57) Gehen Sie mit Ihrem Brustkorb nach vorn und unten, als wollten Sie den Boden damit kehren. Versuchen Sie, den Kehlkopf auf dem Boden ruhen zu lassen. (Abb. 58)
3. Verharren Sie so 5 Sekunden lang; fast Ihr gesamtes Gewicht ruht dabei auf Ihren Armen.
4. Gehen Sie in die Ausgangsstellung zurück, und machen Sie jetzt einen schönen Katzenbuckel. (Abb. 59)
5. Verharren Sie so 5 Sekunden lang und entspannen Sie sich.
6. Bringen Sie jetzt Ihr rechtes Knie in Richtung Kopf und versuchen Sie, ihn zu berühren. Verharren Sie so für 5 Sekunden. (Abb. 60)
7. Strecken Sie jetzt Ihr rechtes Bein hinten hoch, halten Sie es ganz gerade dabei. Verharren Sie, indem Sie den Kopf hochheben. Die Arme sind dabei ausgestreckt. (Abb. 61)
8. Bringen Sie das Bein ganz langsam wieder zum Kopf zurück, verharren Sie.
9. Entspannen Sie sich und wiederholen mit dem anderen Bein.
10. Wiederholen Sie die ganze Übung noch einmal.

III. So ist es richtig:

Freuen Sie sich, wie sich Ihr Körper dehnt und streckt. Bewegen Sie sich langsam und anmutig.
Achtung: Lassen Sie sich nicht entmutigen, wenn Sie mit Ihrem Knie nicht gleich bis zu Ihrem Kopf kommen.
Die Katzen-Streckung ist eine herrliche Entspannungs-Übung. Sie wird von Gynäkologen nach der Entbindung empfohlen. Sie hilft auch bei Schmerzen im unteren Rücken und in der Bauchgegend.

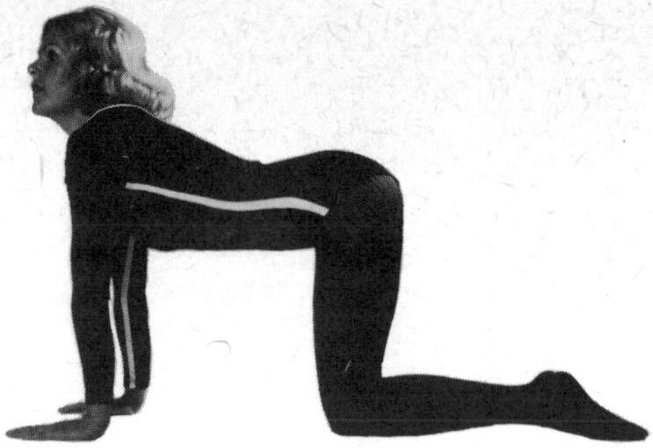

(Abb. 57)

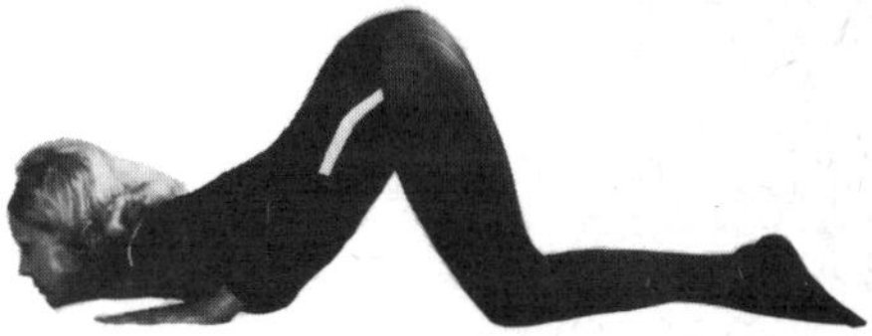

(Abb. 58)

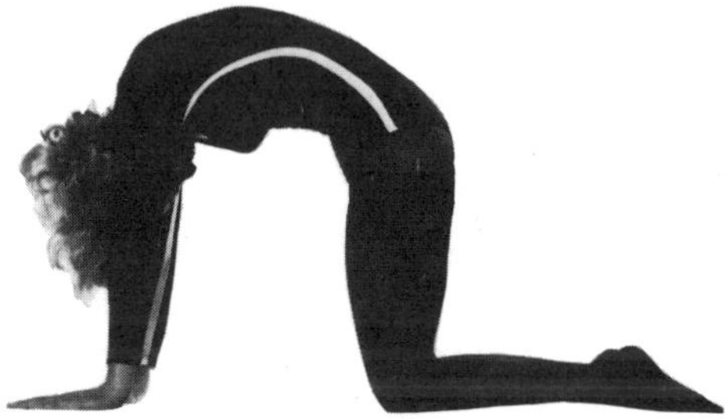

(Abb. 59)

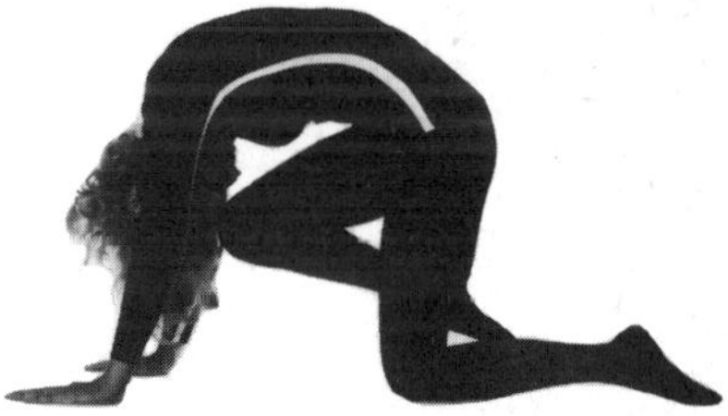

(Abb. 60)

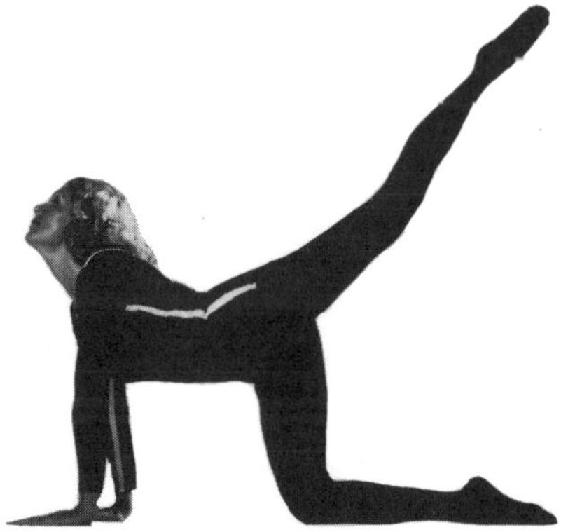

(Abb. 61)

Kerze (Sarvangasana)

I. Wofür die Übung gut ist:

Die Kerze

- wirkt sich positiv auf den gesamten Organismus aus
- sorgt für eine gute Durchblutung des Gehirns, der Wirbelsäule und der Bekkengegend, die durch unsere aufrechte Haltung normalerweise nur unzureichend mit sauerstoffhaltigem Blut versorgt werden.
- wirkt dadurch, daß das Kinn gegen die Schilddrüse gedrückt wird, gewichtsreduzierend
- wirkt kräftigend und ausgleichend auf das zentrale Nervensystem (Stress und Schlaflosigkeit werden abgebaut), verjüngt
- regt die Funktion der Hormondrüsen an
- lindert durch die gesteigerte Durchblutung der Brust und der Nackengegend Herzklopfen, Kurzatmigkeit, Bronchitis, Rachenbeschwerden und Asthma
- durch die umgekehrte Stellung befreit sie die Bauchorgane von ihrem gegenseitigen Druck, fördert dadurch die Verdauung, befreit den Körper von Giftstoffen und vermittelt neue Energie und Vitalität
- hilft bei Harn- und Menstruationsbeschwerden sowie Hämorrhoiden
- mildert Krampfadern und müde Beine
- belebt Menschen, die lethargisch oder anämisch sind
- entspannt den gesamten Körper
- verjüngt die Geschlechtsdrüsen und -organe
- streckt die Wirbelsäule
- stärkt und festigt die Rücken-, Bein-, Nacken- und Bauchmuskulatur

II. Ausführung:

1. Legen Sie sich mit ausgestreckten Beinen auf den Boden. Die Arme liegen mit den Handflächen nach unten nah am Körper.
2. Heben Sie unter Anspannung der Bauch- und Beinmuskulatur langsam die Beine, bis Sie einen rechten Winkel zum Boden bilden.
3. Stützen Sie sich dabei auf Ihre Fingerspitzen. (Abb. 62)
4. Heben Sie Ihr Gesäß und den unteren Teil des Rückens hoch. Stützen Sie sich jetzt mit den Händen in der Taille ab, die Daumen zum Bauch hin. Die E l l b o g e n müssen dicht am K ö r p e r bleiben. (Abb. 63)
5. Strecken Sie Ihre Beine kerzengerade aus und ziehen Sie, so weit es Ihr Gleichgewicht erlaubt, das Gesäß ein.
6. Sobald Sie ausbalanciert sind, stützen Sie sich mit den Händen weiter oben, an den Rippen, ab, und ziehen das Gesäß weiter ein. (Abb. 64)
7. Strecken Sie Ihre Beine und die Zehenspitzen ganz nach oben. Als Anfänger verharren Sie 10 bis 60 Sekunden in dieser Stellung. Steigern Sie sich allmählich bis zu drei Minuten. Atmen Sie während dieser Zeit normal.

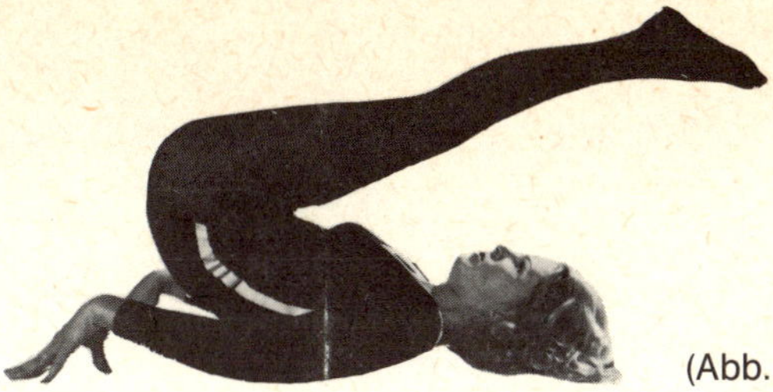

(Abb. 62)

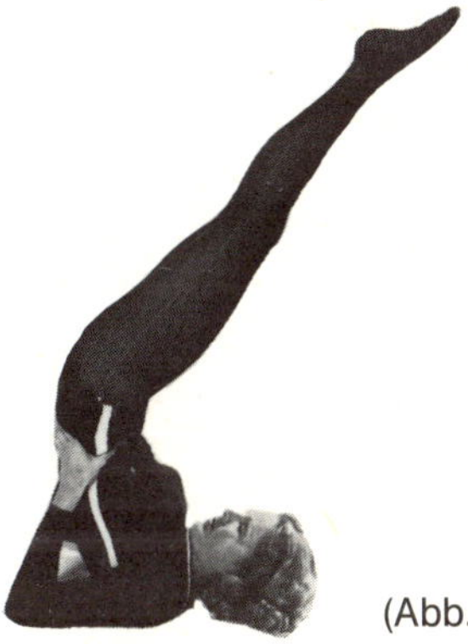

(Abb. 63)

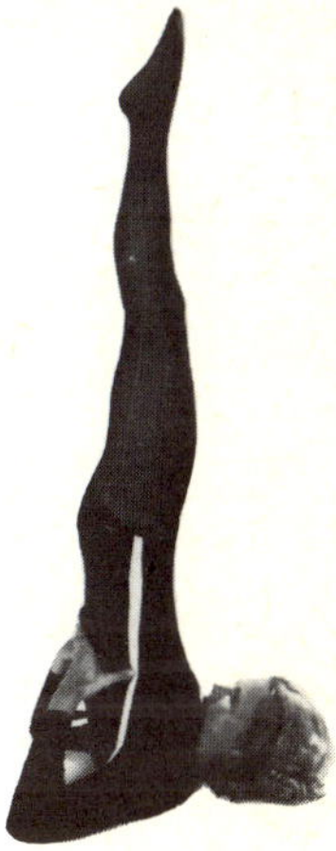

(Abb. 64)

III. So ist es richtig:

Haben Sie ein bißchen Geduld. Das Wichtigste ist, Sie sind überhaupt hochgekommen, auch wenn es dabei nicht kerzengerade war.
Achtung: Machen Sie sich keine Gedanken, wenn Sie anfangs ein leichtes Schwindelgefühl spüren. Das ist durchaus normal und kommt daher, daß die Adern sich plötzlich erweitern.
Wenn Sie zu hohen oder zu niedrigen Blutdruck haben, sollten Sie die Kerze nicht machen. Sprechen Sie im Zweifelsfall mit Ihrem Arzt darüber.
Die Übersetzung für das Sanskrit Wort „sarvang" ist „alle Teile", und bedeutet, daß die Kerze oder „sarvangasana" die beste aller Übungen ist, weil der gesamte Körper angeregt und entspannt wird. Ich mache sie jeden Tag, und wenn ich sie einmal vergesse, spüre ich es sofort am nächsten Tag. Es ist einfach schön, daß es eine Übung gibt, die so viele Vorteile in sich vereint.

Klinge

I. Wofür die Übung gut ist:

Die Klinge

- schafft Erleichterung bei Schultern- und Gelenkbeschwerden
- fördert und festigt die Brustmuskulatur
- hilft gegen Verspannung von Schultern und oberem Rücken

II. Ausführung:

1. Setzen Sie sich bequem in den Schneidersitz.
2. Beugen Sie die Ellbogen und heben Sie sie in Schulterhöhe, so daß sich die Fingerspitzen berühren. (Abb. 65)
3. Rücken Sie Ihre Schulterblätter so weit zusammen, als müßten Sie einen Geldschein dazwischen festhalten. Halten Sie dabei die Ellbogen so hoch wie möglich.
4. Verharren Sie so 5 bis 10 Sekunden lang. (Abb. 66)
5. Kommen Sie ganz langsam aus dieser Stellung, und zucken Sie dann mit den Achseln.
6. Wiederholen Sie drei- bis fünfmal.

III. So ist es richtig:

Lockern Sie die angespannte Muskulatur, indem Sie mit den Achseln zucken. Meistens sind die Schultern zuerst verspannt, und es kann leicht sein, daß Sie die Erlösung aus dem verkrampften Dasein zunächst einmal ziemlich spüren. Achtung: Wenn Sie die Schulterblätter zusammenbringen, dürfen Sie die Schultern dabei nicht hochziehen; versuchen Sie, die Ellbogen oben zu lassen.

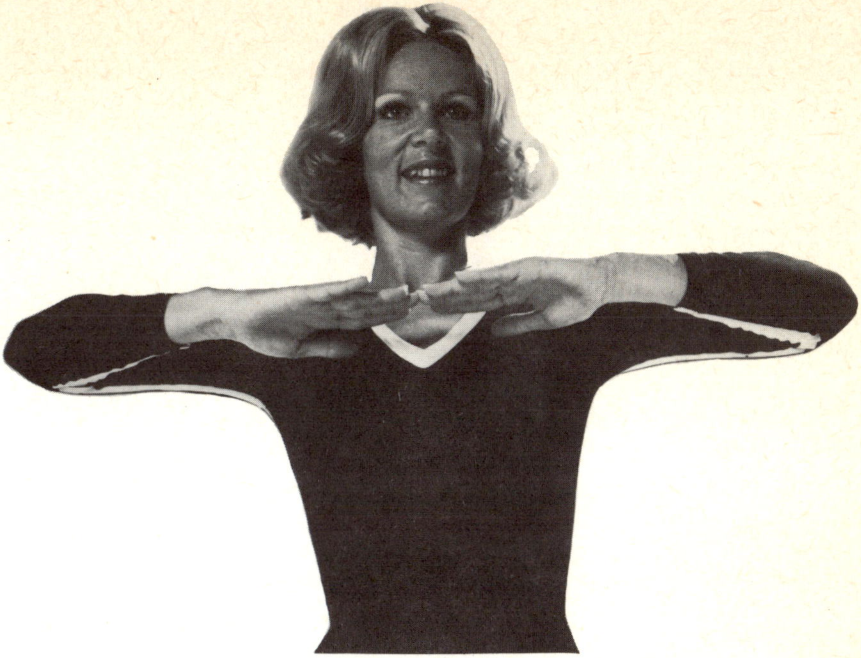

(Abb. 65)

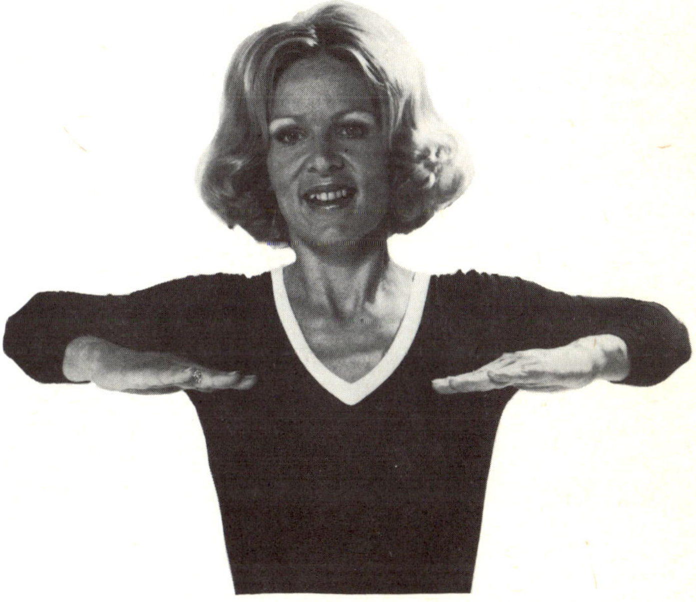

(Abb. 66)

Knie- und Schenkel-Streckung (Baddha Konasana)

I. Wofür die Übung gut ist:

Die Knie- und Schenkel-Streckung

- ist gut für Blasenbeschwerden
- hält die Prostata gesund
- tonisiert die Nieren
- festigt und reduziert die Innenseite der Schenkel
- macht müde Beine munter
- hilft Frauen, sich auf die Geburt vorzubereiten
- regt die Funktionen der Eierstöcke an und sorgt für eine regelmäßige Menstruation
- bringt Schmerzerleichterung bei Ischias

II. Ausführung:

1. Setzen Sie sich mit ausgestreckten Beinen und geradem Rücken auf den Boden.
2. Beugen Sie Ihre Knie zur Seite, und legen Sie die Fußsohlen aneinander. (Abb. 67)
3. Fassen Sie die Zehen an und ziehen Sie die Füße so weit wie möglich zum Körper hin, wenn Sie es schaffen, bis zum Schritt. (Abb. 68)
4. Öffnen Sie jetzt mit großer Willensanstrengung die Schenkel und versuchen Sie, durch Zug die Knie bis auf den Boden zu bekommen.
3. Verharren Sie 5–30 Sekunden in dieser Stellung. Der Trick liegt darin, daß Sie dabei ganz normal atmen. (Abb. 69)
6. Entspannen Sie sich, indem Sie die Beine wieder ausstrecken. Sie können sie auch schütteln, wenn Sie wollen.
7. Wiederholen Sie die Übung zweimal. Wenn Sie wirklich etwas für Ihre Gesundheit und gegen die wabbeligen Innenseiten der Schenkel tun wollen, dann machen Sie die Übung vier- und mehrmal.

III. So ist es richtig:

Umfassen Sie Ihre Zehen ganz fest, damit Sie nicht abrutschen.
Achtung: Drücken Sie Ihre Knie nicht gewaltsam mit den Händen nach unten, mit Ihrem Willen erreichen Sie viel mehr – lassen Sie sich nicht entmutigen, wenn Ihre Knie anfangs wie Felsen in die Höhe ragen. Mit genügend Ausdauer schaffen Sie es ganz allmählich.
Versuchen Sie, vollkommen zu entspannen, auch beim Verharren in der Stellung.
Die Knie- und Schenkel-Streckung ist anstrengend, aber wichtig. Medizinische Untersuchungen haben ergeben, daß die indischen Schuster, denen diese Stellung abgeschaut ist, fast frei von Blasenbeschwerden sind.

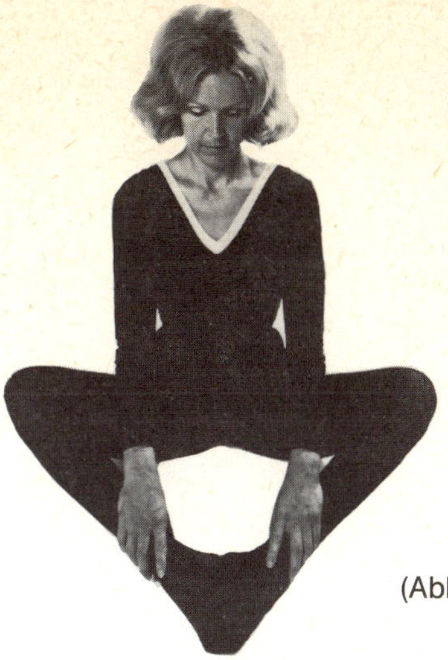

(Abb. 67)

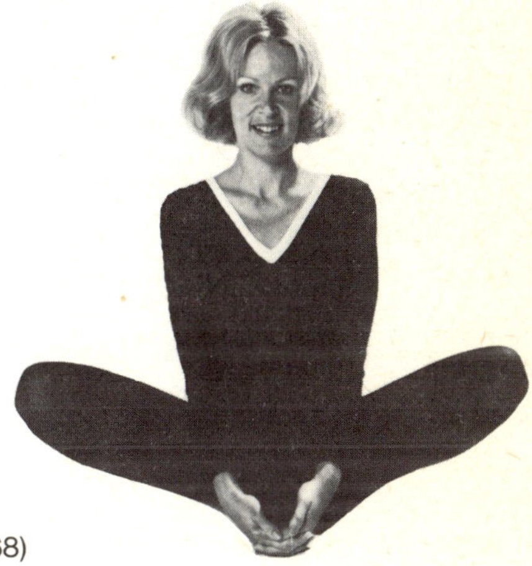

(Abb. 68)

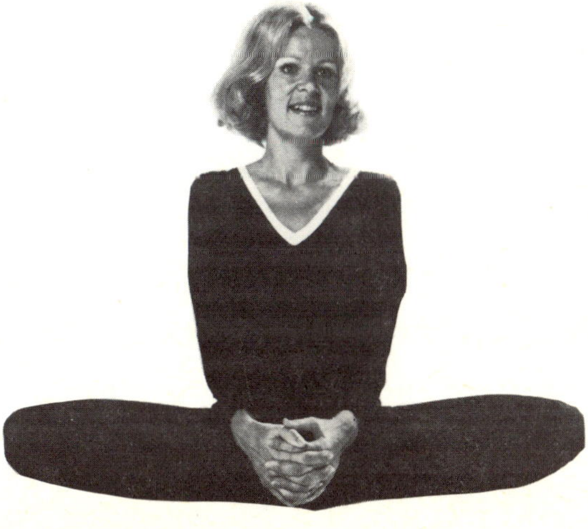

(Abb. 69)

Knöchelbeuge

I. Wofür die Übung gut ist:

Die Knöchelbeuge

- hilft gegen angeschwollene Knöchel und Füße
- stärkt schwache Knöchel, eine ausgezeichnete Vorbereitung zum Skilaufen
- fördert die Durchblutung und macht müde Beine wieder munter
- formt Beine und Knöchel

II. Ausführung:

1. Stellen Sie sich aufrecht hin, die Füße wenige Zentimeter gespreizt.
2. Rollen Sie Ihre Füße nach rechts. (Sie stehen dabei auf der rechten Außenseite Ihres rechten Fußes und auf der rechten Innenseite Ihres linken Fußes). (Abb. 70)
3. Beugen Sie jetzt Ihre Knie auch nach rechts und nach vorn, während Ihre Hüften und Ihr Becken gerade bleiben.
4. Verharren Sie so 5 Sekunden, oder bis es Ihnen unbequem wird.
5. Machen Sie das gleiche nach der anderen Seite.
6. Heben Sie jetzt einen Fuß vom Boden, Zehenspitzen nach vorn, und lassen Sie ihn vom Knöchel aus erst im Uhrzeigersinn, dann gegen ihn rotieren. (Abb. 71)
7. Machen Sie das gleiche mit dem anderen Fuß.
8. Wiederholen Sie beide Übungen noch zweimal.

III. So ist es richtig:

Wenn Sie diese Übung regelmäßig machen, wird Ihr Gang jugendlich elastisch bleiben. Steife Knöchel sind ein erstes Altersanzeichen.
Achten Sie darauf, daß Ihr Becken unbeweglich nach vorn zeigt und nicht nach rechts oder links abknickt; die ganze Übung verliert dann ihre Wirkung.

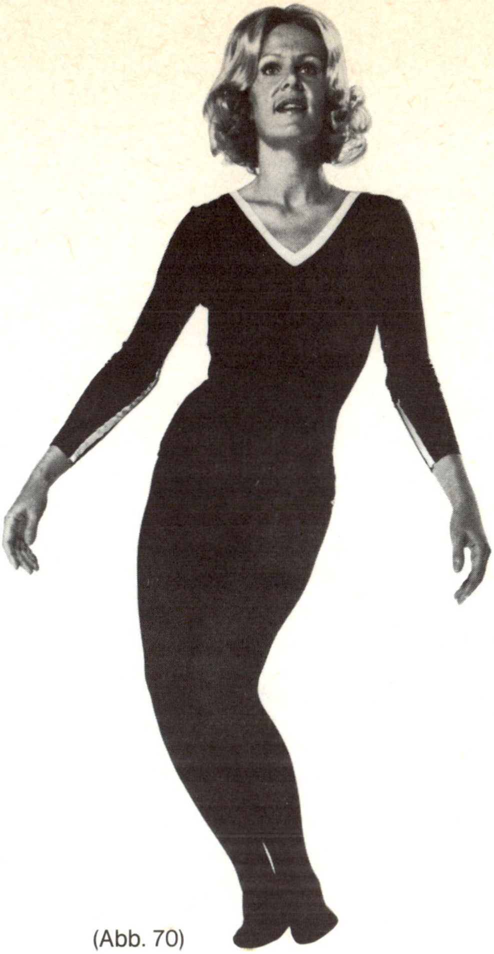

(Abb. 70)

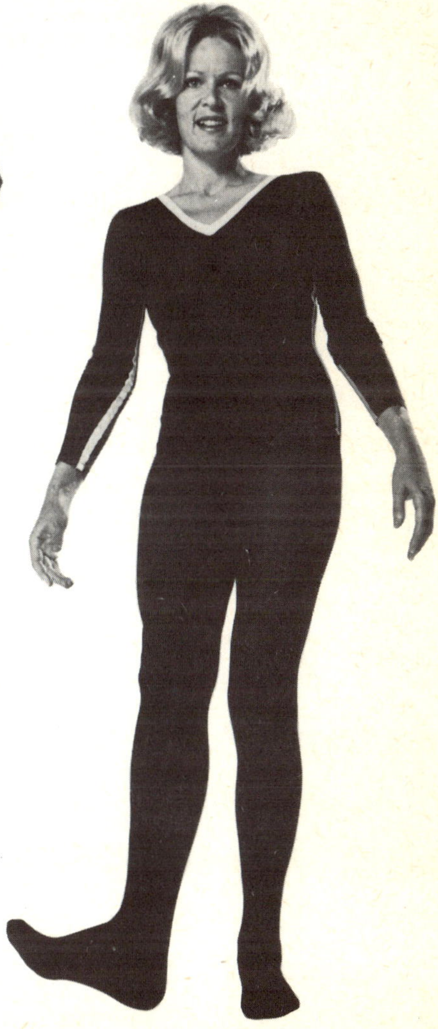

(Abb. 71)

Kobra (Bhuyangasana)

I. Wofür die Übung gut ist:

Die Kobra
- entwickelt die Brustmuskulatur
- dehnt und renkt die Wirbel ein, hilft gegen Bandscheibenschäden
- stärkt die Bauch- und Rückenmuskulatur
- festigt und reduziert das Gesäß
- stärkt das Nervensystem
- fördert die Verdauung
- lindert Unterleibsbeschwerden
- festigt die Kinngegend

II. Ausführung:

1. Legen Sie sich auf den Bauch, die Hände dicht an den Körper, die Beine sind geschlossen.
2. Stellen Sie die Hände mit den Handflächen nach unten unter die Schultern, eine Schulterbreite voneinander entfernt. (Abb. 72)
3. Heben Sie jetzt ganz l a n g s a m den Kopf und schauen Sie an die Decke.
4. Wenn Sie den Kopf, so weit Sie es konnten, nach oben gebeugt haben, dann, erst dann heben Sie die Schultern und den oberen Teil des Rückens. Die Bewegung wird mehr von der Rückenmuskulatur als von den Händen ausgeführt.
3. Versuchen Sie, den Oberkörper so weit Sie können, zu heben. Ihr Becken bleibt fest am Boden. Machen Sie ein Hohlkreuz; die Arme müssen dabei nicht ausgestreckt sein. (Abb. 73)
6. Verharren Sie so, bis es Ihnen unbequem wird (5–30 Sekunden).
7. Kommen Sie ganz langsam aus der Kobra. Sie spüren, wie sich ein Wirbel nach dem anderen zurückrollt. Ihr Kopf bleibt dabei bis zum Schluß erhoben.
8. Wiederholen Sie die Übung zweimal, und atmen Sie normal.

III. So ist es richtig:

Achten Sie darauf, daß Ihre Augen bei der ganzen Übung an die Decke schauen, beim Hineingehen, beim Herauskommen und beim Verharren. Versuchen Sie, die langsame Bewegung Ihrer Wirbelsäule bewußt zu erleben, und genießen Sie es, wie ein Wirbel nach dem anderen massiert wird.

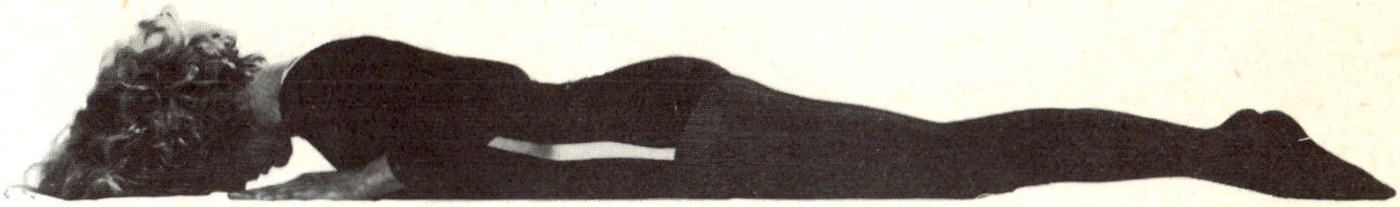

(Abb. 72)

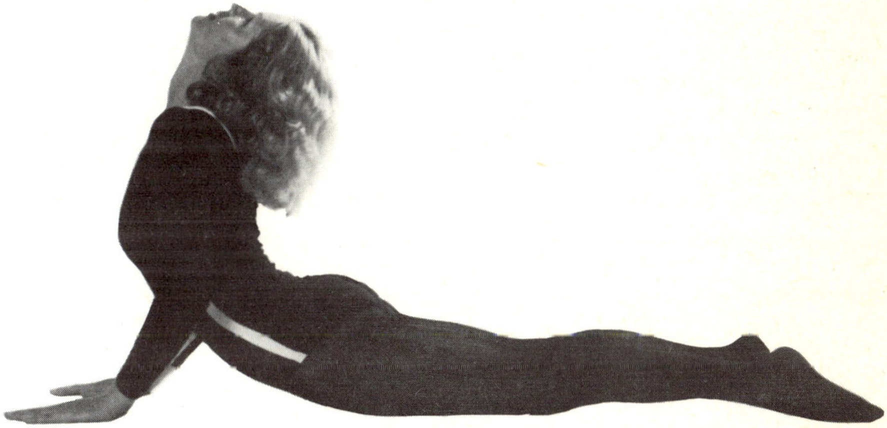

(Abb. 73)

Kopfstand (Salamba Shirshasana)

I. Wofür die Übung gut ist:

Durch die Umkehrung unserer sonstigen aufrechten Haltung ziehen wir folgenden Nutzen aus dem Kopfstand:

- Der Kreislauf von normalerweise schlecht durchbluteten Körperteilen wie Hirn, Herz, Becken und Wirbelsäule, wird angeregt
- durch die Durchblutung und das Balancieren wird das Nervensystem gekräftigt
- die Organe des Bauches, die normalerweise nach unten hängen, werden in ihre ursprüngliche Lage zurückversetzt
- die Bauchmuskulatur wird gefestigt und gestärkt
- die Höhlen- und Nebenhöhlenflüssigkeiten können nach unten fließen
- die Drüsen der inneren Sekretionen (Zirbeldrüse, Bauchspeicheldrüse) werden angeregt. Der Kopfstand
- vermittelt neue Energie und Vitalität
- stärkt die Lungen
- mildert Unpäßlichkeiten wie:

  a) Schlaflosigkeit und nervöse Spannungen
  b) Erkältungen und Halsschmerzen
  c) Herzklopfen
  d) Mundgeruch
  e) Kopfschmerzen
  f) Krampfadern
  g) Asthma
  h) Triebschwäche

II. Ausführung (Anlauf):

1. Achten Sie darauf, daß Sie die richtige Unterlage für Ihren Kopf haben, entweder einen Teppich oder eine viermal zusammengelegte Decke.
2. Knien Sie sich auf den Teppich oder vor die Decke, Ihr Gesäß ruht dabei auf den Fersen.
3. Falten Sie Ihre Hände und legen Sie sie auf den Boden. Die Ellbogen sind eine Schulterbreite voneinander entfernt. (Abb. 74, Abb. 75)
4. Legen Sie Ihren Kopf auf den Boden, daß der ganze Scheitel den Boden berührt. Lassen Sie die Hände im Moment außer acht.
5. Jetzt erst ziehen Sie Ihre gefalteten Hände an den Kopf heran, so daß die kleinen Finger unter der Schädelrundung liegen. (Abb. 76)
6. Heben Sie Ihr Gesäß hoch, drücken Sie die Knie durch, und machen Sie kleine Schritte mit den Fußspitzen in Richtung Kopf. Dadurch wird der Rükken gerade. (Abb. 77)

7. Wenn Sie nicht mehr weiter können, verharren Sie so lange in dieser Pose, bis es Ihnen unbequem wird. Gehen Sie dann langsam in die Ausgangsstellung zurück.
8. Entspannen Sie sich, und lassen Sie noch für einige Zeit den Kopf nach unten hängen.
9. Wiederholen Sie das noch zwei weitere Mal, um ein Gefühl für die Balance zu entwickeln. (Abb. 78, 79 und 80 zeigen die Fortentwicklung)

III. So ist es richtig:

Falten Sie Ihre Hände ganz fest. Legen Sie Ihre Ringe ab, dann rutschen Sie nicht aus und vermeiden jede Art von Druck auf die Arme.
Achten Sie darauf, daß Ihre Ellbogen nicht auseinander gleiten, weiter werden oder gegen den Kopf drücken; damit sie wie ein gutes Stativ wirken können, müssen sie genau eine Schulterbreite auseinander sein.
Es ist die Kopfmitte, der Scheitel, den Sie auf den Boden legen. Der Zeitpunkt wird kommen, und Sie werden 5 bis 30 Minuten lang auf Ihrem Kopf stehen können.
Achtung: Führen Sie nicht den Kopf zu den Händen, sondern bringen Sie die gefalteten Hände an Ihren Kopf. Probieren Sie so lange, bis Sie für Ihren Kopf ein richtig bequemes Nest gebaut haben.
Lassen Sie Ihre Knie durchgedrückt, weil dadurch auch der Rücken eine gerade Linie bildet.
Stupsen Sie sich auf keinen Fall mit den Fußspitzen vom Boden ab. Erst wenn sich die Zehen von allein, fast automatisch vom Boden abheben, können Sie die Beine hochbringen. Auch wenn Sie merken, daß Sie es jetzt schaffen, üben Sie erst die Sicherheit beim Balancieren, indem Sie die Knie eine Zeitlang an die Brust drücken. Das schwerste beim richtigen Kopfstand ist das Hochbringen der Beine, wofür Sie eine starke Bauchmuskulatur brauchen. Der Kopfstand ist mehr eine Kraft- als eine Geschicklichkeitsübung.
Bereiten Sie sich, besonders wenn Sie runde Schultern haben, mit der Kobra und dem Bogen auf den Kopfstand vor. Das stärkt die Nackenmuskulatur und macht sie flexibel.
Wenn Sie in dem Moment, in dem Sie Ihre Beine strecken, umkippen, dann üben Sie erst die Pumpe, das Aufsitzen und den Baucheinzieher, dadurch wird die Bauchmuskulatur gestärkt.
Lassen Sie sich Zeit und werden Sie nicht mit sich ungeduldig. Der Kopfstand ist eine der schwierigsten Yoga-Stellungen. Um ihn ausführen zu können, muß man sich Zeit lassen, und man braucht Kraft, Gelenkigkeit und ein ausgeprägtes Gleichgewichtsempfinden. Entwickeln Sie diese Fertigkeiten.
Der Anlauf zum Kopfstand bereitet Sie in jeder Hinsicht auf den eigentlichen Kopfstand vor; er ist aber auch für sich genommen schon eine hervorragende Übung.

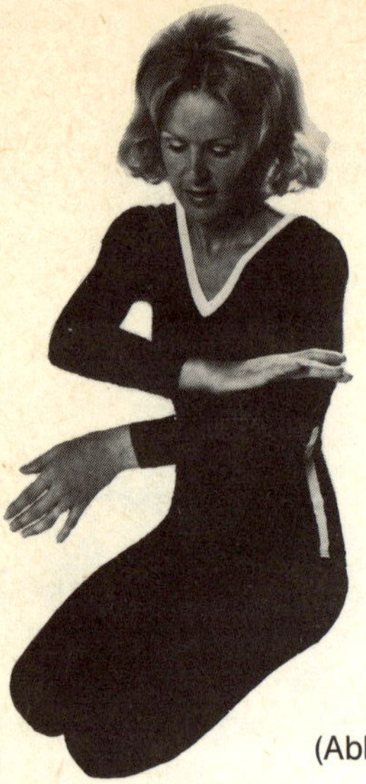
(Abb. 74)

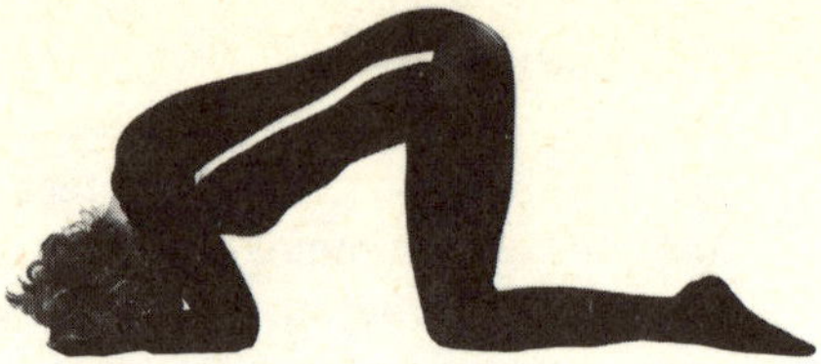
(Abb. 76)

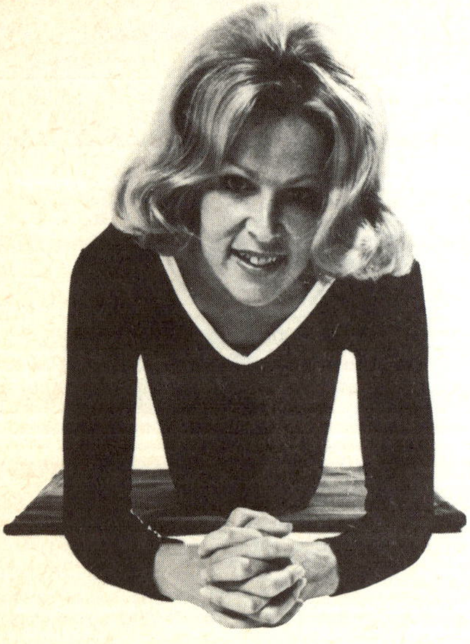
(Abb. 75)

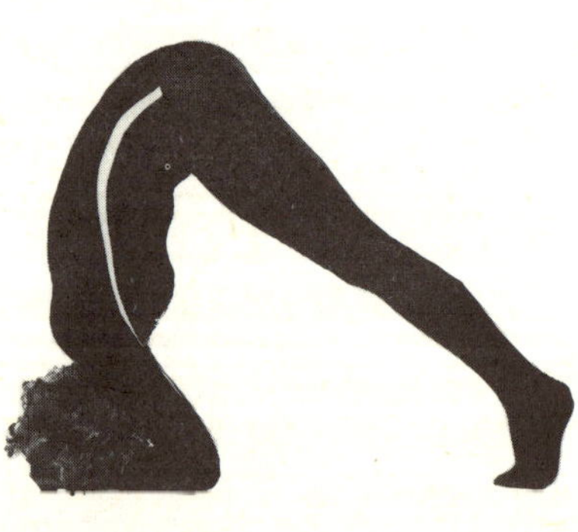
(Abb. 77)

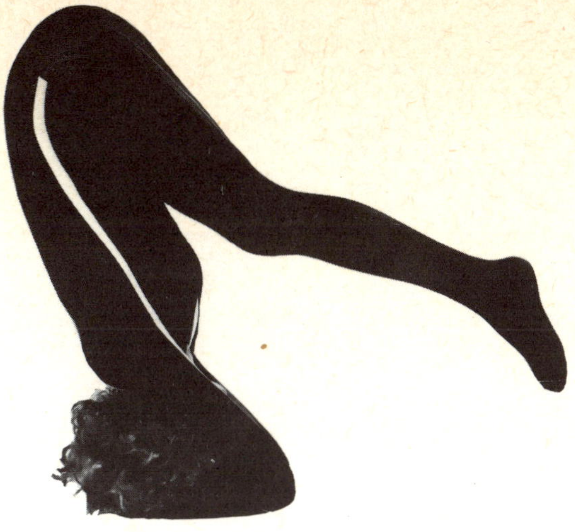

(Abb. 78)

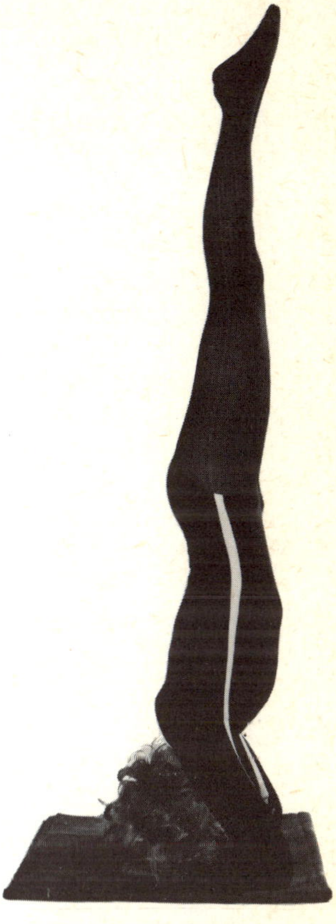

(Abb. 80)

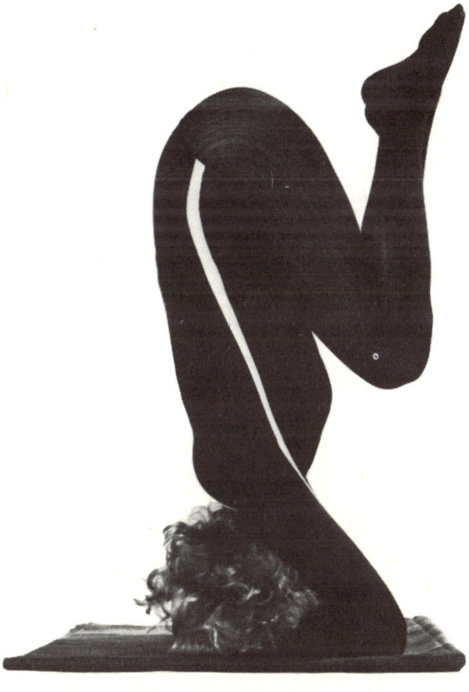

(Abb. 79)

Kopf zum Knie-Streckung (Janu Shirshasana)

I. Wofür die Übung gut ist:

Die Kopf zum Knie-Streckung

- stärkt und festigt Bauch und Beine
- verringert die Spannung in den Beinen, dem Gesäß und dem Rücken
- massiert fast alle Unterleibsorgane und fördert ihre Funktion
- hat eine verjüngende Wirkung, weil sie die Wirbelsäule stärkt und elastisch macht

II. Ausführung:

1. Setzen Sie sich mit geradem Rücken und ausgestreckten Beinen auf den Boden.
2. Beugen Sie das linke Bein, und bringen Sie den linken Fuß, – das Knie bleibt auf dem Boden – so nah wie möglich an Ihren Körper. (Abb. 81)
3. Strecken Sie die Arme aus, und lassen Sie sie ganz l a n g s a m an Ihrem Bein heruntergleiten, so weit Sie können. Dabei beugen Sie den Oberkörper nach vorn, wobei Sie die Wirbelsäule Wirbel für Wirbel abrollen. (Abb. 82)
4. Halten Sie sich nun an Ihrem Bein fest. Je nachdem, wie gelenkig Sie sind, kann das in Knie-, Knöchel- oder Wadenhöhe sein.
5. Beugen Sie die Ellbogen nach außen und nach unten und ziehen Sie sich ganz sanft nach vorn und nach unten. Damit Sie sich keine Zerrung zuziehen, müssen Sie die Bewegungen ganz sanft, ohne Ruck, ausführen.
6. Gehen Sie nur so weit, wie es Ihnen ohne Anstrengung möglich ist, und verharren Sie dann so 5 – 30 Sekunden. Atmen Sie so normal wie möglich. (Abb. 83)
7. Richten Sie sich ganz langsam wieder auf, und wiederholen Sie die Übung mit dem anderen Bein.
8. Führen Sie die Übung dreimal pro Seite aus.

III. So ist es richtig:

Es ist erstaunlich, wie bald es Ihnen bei etwas Ausdauer möglich ist, mit dem Kopf an das Knie zu kommen. Ein steifer Rücken und angespannte Kniesehnen sind die ersten Altersanzeichen. Diese Asana lockert beide, auch wenn Sie noch so unbeweglich sind.
Achtung: Lassen Sie die Knie am Boden, und machen Sie keine ruckartigen Bewegungen. Der Effekt dieser Yoga-Übung liegt im regungslosen Verharren, das jede Art von Zerrung verhindert.

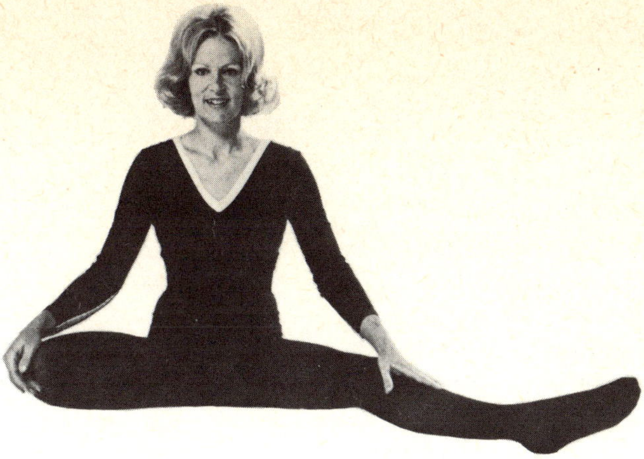

(Abb. 81)

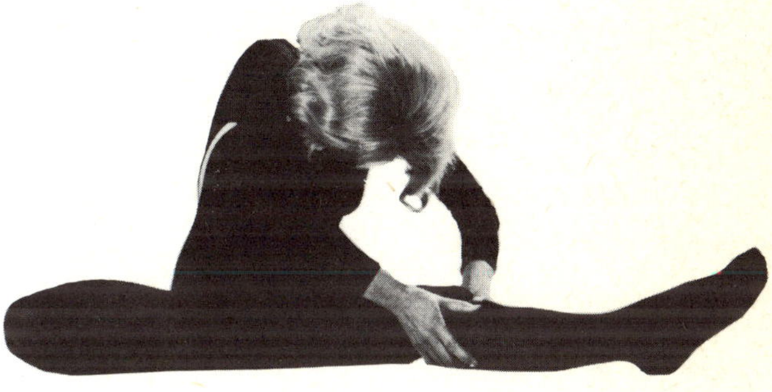

(Abb. 82)

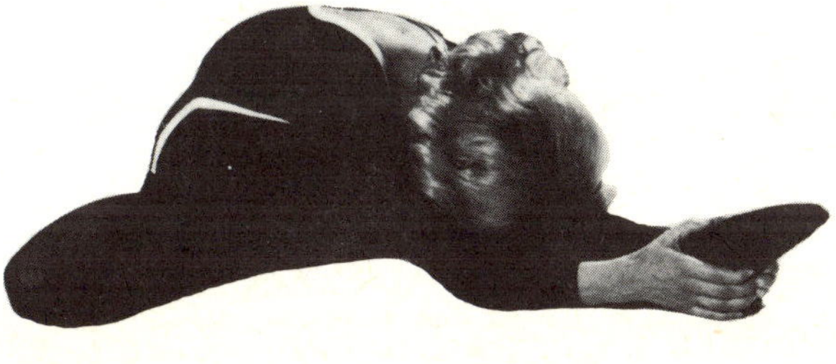

(Abb. 83)

Löwe (Simhasana)

I. Wofür die Übung gut ist:

Der Löwe
- entspannt das Gesicht
- festigt die Muskulatur des Nackens, des Rachens und des Gesichts
- vermindert ein Doppelkinn
- glättet und bügelt Fältchen aus
- fördert die Durchblutung und somit den Teint
- bringt Erleichterung bei Halsschmerzen und verbessert die Stimme

II. Ausführung:

1. Knien Sie sich mit dem Gesäß auf den Fersen ruhend hin. Die Hände liegen mit den Handflächen nach unten auf den Schenkeln. (Abb. 84)
2. Spreizen Sie Ihre Finger und lassen Sie sie langsam nach vorn gleiten, bis die Fingerspitzen den Boden berühren.
3. Beugen Sie Ihren Körper nach vorn, das Gesäß von den Fersen hoch, die Arme sind ausgestreckt.
4. Reißen Sie Ihre Augen weit auf.
5. Strecken Sie so weit wie möglich Ihre Zunge heraus. Versuchen Sie, mit der Zunge bis an Ihr Kinn zu kommen. (Abb. 85)
6. Verharren Sie so für 10 Sekunden.
7. Setzen Sie sich wieder auf die Fersen, ziehen Sie Ihre Zunge ein und entspannen Sie sich vollkommen.
8. Wiederholen Sie die Übung zweimal.

III. So ist es richtig:

Strecken Sie Ihre Zunge ganz weit heraus.
Achtung: Lassen Sie sich nicht von dem Gefühl irritieren, Sie hätten einen Knebel im Mund. Das ist nur anfangs.
Machen Sie diese Übung auch mit geschlossenen Augen zur Sonne hin.
Genießen Sie das herrliche Gefühl der Entspannung, wenn Sie sich zurücksetzen.
Der Löwe sollte für jeden eine Muß-Übung sein. Sie ist ein Schönheitsmittel für die Frauen, denn sie verbessert den Teint und radiert die müden Fältchen aus. Bei den Männern baut sie Spannungen ab. Sie kann überall ausgeführt werden, sogar, wenn Sie ein bißchen wütend auf jemanden sind. Das kann ganz heilsam wirken.

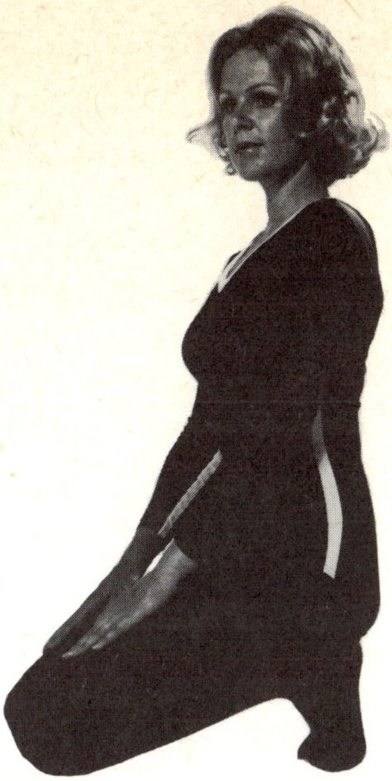

(Abb. 84)

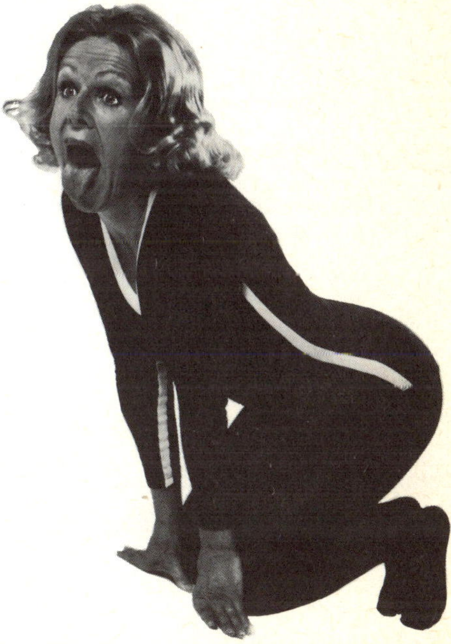

(Abb. 85)

Nacken-Rollen

I. Wofür die Übung gut ist:

Das Nacken-Rollen
- hilft bei tiefsitzender Nackenverspannung
- bringt Erleichterung bei einem steifen Hals und oft auch bei Kopfschmerzen
- hilft, den ganzen Körper zu entspannen, besonders bei Schlaflosigkeit
- reduziert ein Doppelkinn

II. Ausführung:

1. Setzen Sie sich mit zurückgezogenen Schultern bequem in den Schneidersitz oder auf einen Stuhl.
2. Lassen Sie Ihren Kopf langsam vornüber kippen, bis er wie ein ausgeleierter Puppenkopf herunterhängt. Verharren Sie so.
3. Richten Sie Ihren Kopf – die Schultern bleiben ganz gerade – wieder auf, und lassen Sie ihn nach hinten fallen. Das „Wieweit" hängt ganz davon ab, wie verspannt Sie sind. (Abb. 86)
4. Lassen Sie Ihren Mund fest geschlossen, verharren Sie so.
5. Lassen Sie jetzt Ihren Kopf erst auf die eine Seite, dann auf die andere Seite fallen. Schauen Sie dabei nach oben, und verharren Sie auf jeder Seite ein paar Sekunden. (Abb. 87)
6. Stellen Sie sich vor, Sie seien eine Stoffpuppe, und lassen Sie Ihren Kopf einfach hängen. Rollen Sie ihn jetzt in einer sanften ununterbrochenen Bewegung erst nach rechts, dann nach hinten, nach links und nach vorn. Dieses Rollen sollten Sie nicht von Ihrem Bewußtsein aus kontrollieren; es muß wie eine kraftlose, kreisende, willenlose Bewegung des Kopfes sein.
7. Wiederholen Sie dieses Kreisen in die andere Richtung. Machen Sie die ganze Übung noch drei weitere Mal.

III. So ist es richtig:

Das Nacken-Rollen ist eine einzigartige Übung zum Entspannen und schnellen Auftanken von Energie. Schließen Sie die Augen dabei, dann können Sie spüren, wie die Spannung immer mehr nachläßt. Führen Sie die Übung ganz langsam aus, ganz behutsam; lassen Sie Ihren Kopf sanft über die verkrampften Stellen rollen. Anfangs können Sie vielleicht ein paar knackende Geräusche hören, die aber schnell vergehen, wenn Sie die Übung regelmäßig machen. Denn durch diese Übung werden die Nackengelenke geschmiert. Das Gefühl, Nacken und Wirbelsäule seien aneinandergeschweißt, ist eine der ersten Alterserscheinungen.

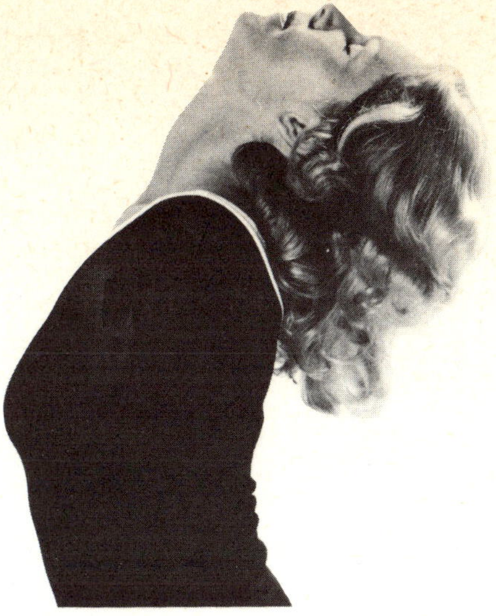

(Abb. 86)

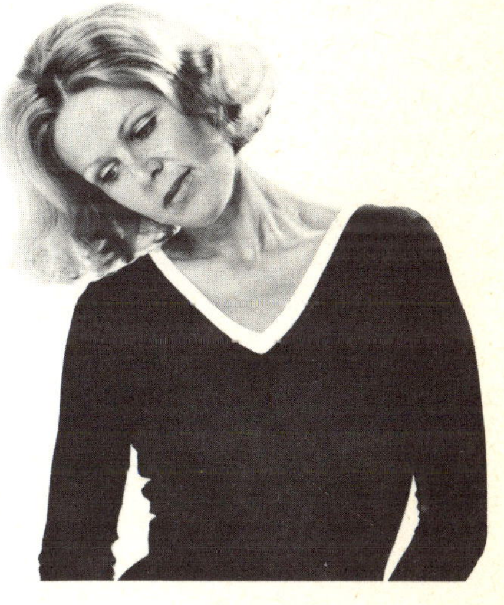

(Abb. 87)

Pendel

I. Wofür die Übung gut ist:

Das Pendel
- lindert Schmerzen bei Schulterbeschwerden
- fördert die Durchblutung von Kopf und Oberkörper
- beseitigt Spannungen und vermittelt ein Energiegefühl
- verbessert die Haltung
- kräftigt die Muskulatur der Schultern und des oberen Rückens

II. Ausführung:

1. Stellen Sie sich mit bequem gespreizten Füßen hin und stützen Sie die linke Hand in die Taille. (Abb. 88)
2. Beugen Sie sich aus der Taille langsam nach vorn, und lassen Sie Ihren rechten Arm kraftlos nach unten hängen.
3. Schwingen Sie jetzt Ihren rechten Arm wie ein Pendel vor Ihren Beinen hin und her. Hierbei ist es wichtig, daß die Bewegung nicht durch Ihren Willen kontrolliert wird. Der Arm sollte aus sich selbst heraus, fast kraftlos, die Pendel-Bewegung ausführen. (Abb. 89)
4. Richten Sie sich langsam wieder auf, und bringen Sie Ihren rechten Arm hinter den Kopf. Strecken Sie ihn, so weit es geht, nach hinten. Verharren Sie so, und entspannen Sie sich. (Abb. 90)
5. Wiederholen Sie das Ganze mit dem anderen Arm.
6. Dann mit beiden Armen.
7. Wiederholen Sie den ganzen Turnus zwei- bis dreimal, und pendeln Sie in beide Richtungen.

III. So ist es richtig:

Halten Sie die Knie schön durchgestreckt.
Achten Sie darauf, daß sich Ihr Arm nicht steif bewegt.
Menschen, die keinerlei Beschwerden haben, erscheint das Pendel verführerisch einfach. Denen aber, die verspannt sind oder Schmerzen in den Schultern haben, bringt diese Asana eine große Erleichterung, ohne zu schmerzen oder anzustrengen.

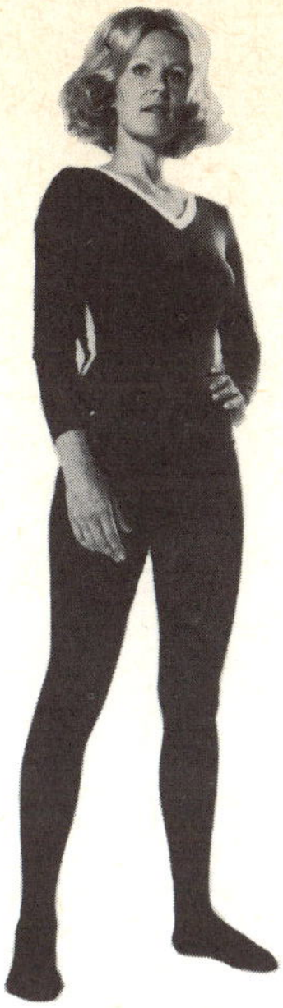

(Abb. 88)

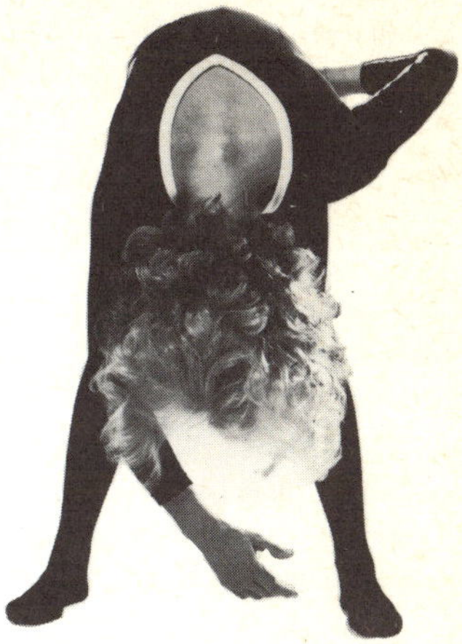

(Abb. 89)

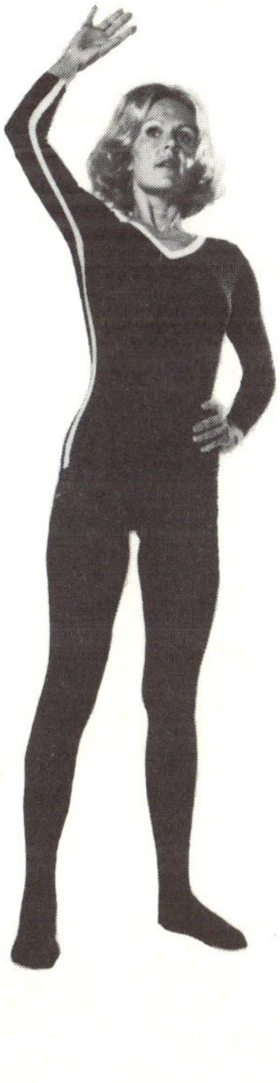

(Abb. 90)

Perfekter (Lotos-) Sitz (Siddhasana)

I. Wofür die Übung gut ist:

Der Lotos-Sitz
- ist ideal für längeres Sitzen, z. B. bei der Meditation
- entspannt den ganzen Körper
- streckt und kräftigt die Beine und den unteren Teil des Rückens
- ist wohltuend für die Blase und die Harnwege

II. Ausführung:

1. Setzen Sie sich mit ausgestreckten, weit gespreizten Beinen auf den Boden.
2. Bringen Sie Ihre rechte Fußsohle an den Schenkel Ihres linken Beines. Das rechte Knie bleibt am Boden. (Abb. 91)
3. Beugen Sie das linke Bein, fassen Sie die Zehen mit beiden Händen fest, und legen Sie den linken Fuß ganz behutsam auf den rechten.
4. Damit es Ihnen nicht unbequem wird: legen Sie die Fußknöchel lieber nebeneinander; wenn sie aufeinander liegen tut es leicht weh. Bringen Sie nun die Zehen des linken Fußes in die Spalte, die vom Oberschenkel und der Wade des rechten Beines gebildet wird. (Abb. 92)
5. Halten Sie Ihren Rücken vollkommen gerade. Beide Knie sollten so nah wie möglich am Boden bleiben.
6. Verharren Sie so lange in dieser Stellung, bis es Ihnen unbequem wird.
7. Wiederholen Sie die Übung mit dem anderen Bein.

Wie fast bei allen Yoga-Stellungen dürfen Sie auch bei dieser keinerlei Gewalt anwenden. Erzwingen Sie nichts. Manche schaffen diesen Sitz auf Anhieb, manche brauchen ein Jahr und länger. Da die Kniemuskulatur zu Zerrungen neigt, wäre falscher Ergeiz schädlich. Geben Sie aber nicht auf, versuchen Sie es immer wieder, auch wenn Ihre Knie irgendwo gen Himmel zeigen und nicht am Boden liegen bleiben. Auf die Dauer gesehen, ist dieser Sitz sehr bequem und vor allen Dingen gesund. Schon allein durch das Sitzen in dieser Stellung üben Sie praktisch ständig.

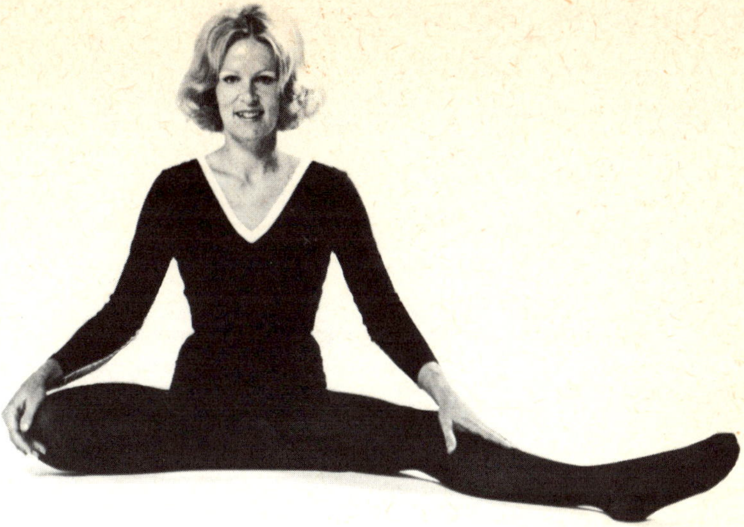

(Abb. 91)

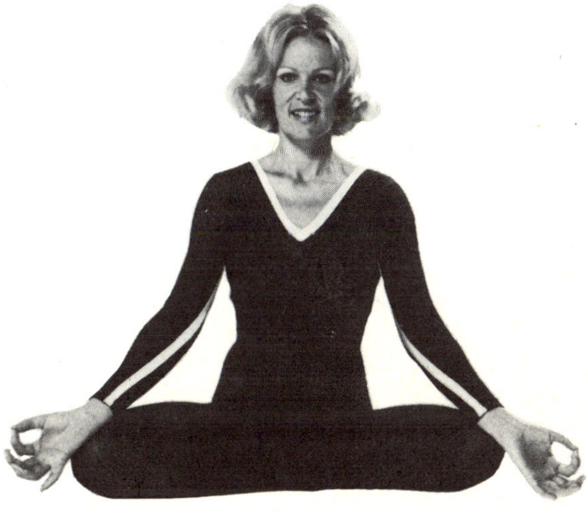

(Abb. 92)

Pflug (Halasana)

I. Wofür die Übung gut ist:

Der Pflug

- macht die Wirbelsäule elastisch
- regt die Schilddrüse an, was die Gewichtskontrolle erleichtert
- stärkt und festigt die Bauchmuskulatur
- trainiert Schenkel und Hüften und macht sie schlanker
- mildert tiefsitzende Spannungen und Kopfschmerzen
- kräftigt das Nervensystem
- fördert die Durchblutung
- massiert die Bauchorgane wie Milz, Leber, Bauchspeicheldrüse und Nieren
- fördert Energie und Vitalität
- stärkt den Nacken
- hilft, eine große Büste zu verkleinern

II. Ausführung:

1. Legen Sie sich mit ausgestreckten Beinen auf den Rücken, die Arme anliegend, mit den Handflächen nach unten.
2. Heben Sie langsam die Beine unter Anspannung der Bauch- und Beinmuskulatur hoch.
3. Stützen Sie sich mit Ihren Fingerspitzen ab, und heben Sie so das Gesäß und den unteren Teil des Rückens hoch. (Abb. 93)
4. Schieben Sie Ihre Beine über den Kopf und versuchen Sie, den Boden mit den Zehen zu berühren. Sie müssen sich dabei in der Taille einbiegen. Halten Sie die Knie schön gestreckt. (Abb. 94)
5. Auch wenn Ihre Füße nicht bis zum Boden kommen, verharren Sie so lange, bis es Ihnen unbequem wird, wenn möglich eine Minute lang.
6. Atmen Sie normal.
7. Lösen Sie langsam die Stellung, indem Sie Ihre Knie beugen. Wenn die Beine in senkrechter Stellung sind, dann strecken Sie sie wieder aus. (Abb. 95 und 96 fortgeschrittene Stellungen)

III. So ist es richtig:

Lassen Sie sich nicht entmutigen, wenn Sie Ihr Gesäß nur ein paar Zentimeter vom Boden hochbekommen. Gehen Sie nur so weit, wie Sie können, verharren Sie dort, und wiederholen Sie das ein paarmal. Das Verharren in dieser Stellung kräftigt bereits die Muskeln.

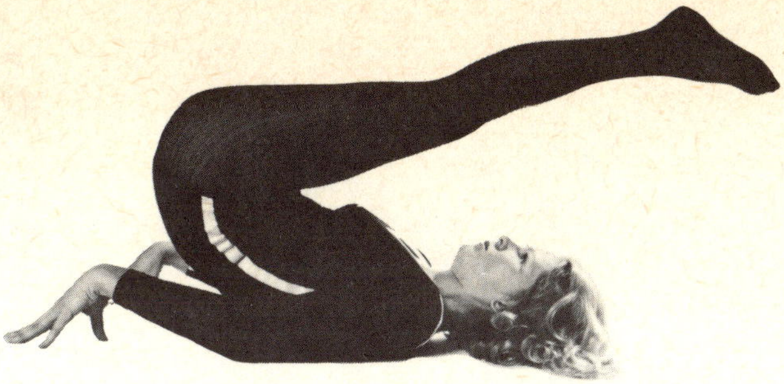

(Abb. 93)

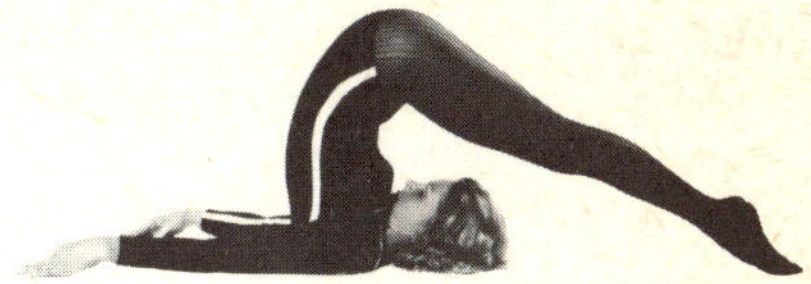

(Abb. 94)

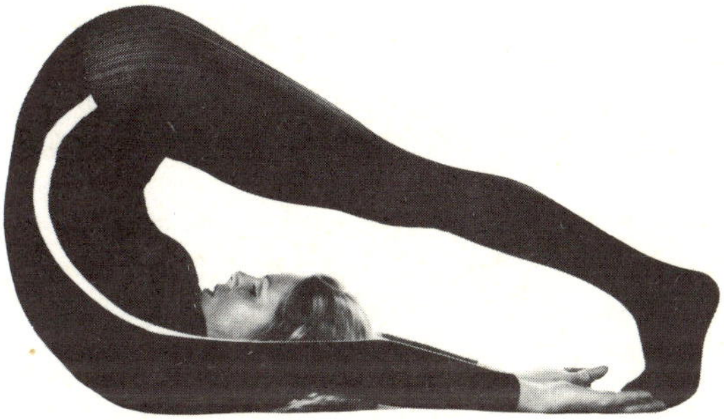

(Abb. 95)

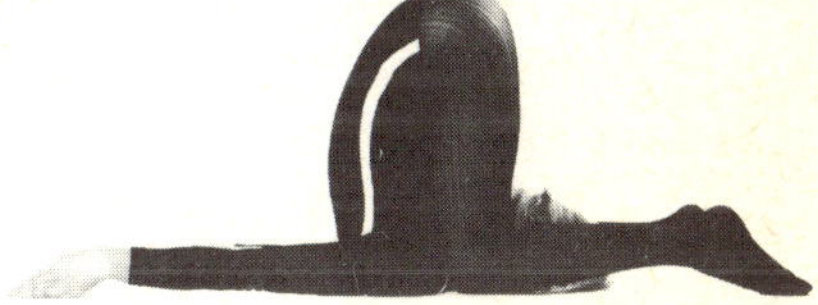

(Abb. 96)

Achtung: Erheben Sie nicht den Kopf, wenn Sie Ihre Füße wieder auf den Boden zurückbringen.
Achten Sie darauf, daß Ihre Knie durchgedrückt sind.
Atmen Sie so normal wie möglich. Je mehr Sie üben, desto leichter wird Ihnen diese Übung fallen.
Falls Sie ein Gefühl der Atemlosigkeit empfinden, dann stützen Sie Ihre Beine auf einen niedrigen Schemel hinter sich.
Sie werden über Ihre schnellen Fortschritte beim Pflug erstaunt sein. Sogar ältere Menschen schaffen es in verhältnismäßig kurzer Zeit, ihre Zehen bis auf den Boden zu bekommen. Die Wirbelsäule ist oft jahrelang durch eine falsche Haltung vollkommen unnatürlich zusammengepreßt worden. Diese Asana streckt Sie, und sie kann sich dadurch wunderbar entspannen. Der Pflug ist eine meiner liebsten Übungen.

Pumpe (Urdhua Prasarita Padasana)

I. Wofür die Übung gut ist:

Die Pumpe

- fördert die Durchblutung des gesamten Körpers
- festigt und strafft den Bauch und das Gesäß
- stärkt die Rückenmuskulatur
- baut Fettpolster an der Taille ab
- kräftigt und massiert die Unterleibsorgane
- schafft Erleichterung bei Blähungen, fördert die Verdauung

II. Ausführung:

1. Legen Sie sich flach auf den Rücken. Die Arme liegen mit den Handflächen nach unten am Körper.
2. Pressen Sie mit ausgestreckten und geschlossenen Beinen Ihre Handflächen gegen den Boden.
3. Bringen Sie ganz langsam Ihre ausgestreckten Beine hoch. (Abb. 97) Erst nach 15 Sekunden sollen sie einen rechten Winkel zum Boden bilden.
4. Verharren Sie in dieser Stellung. (Abb. 98)
5. Bringen Sie die Beine jetzt langsam wieder zum Boden; je näher dem Boden, desto langsamer. (Abb. 99)
6. Wiederholen Sie die Übung zweimal, und wenn Sie Ihren Bauch loswerden wollen, dann noch öfter.
7. Variation:
   a) Legen Sie sich wie oben auf den Rücken usw. Dann heben Sie die Beine um 30 Grad, verharren 10 Sekunden, weitere 30 Grad, verharren 10 Sekunden, dann senkrecht. Ebenso langsam wieder zum Boden zurück.
   b) wenn Sie eine schwache Bauchmuskulatur oder gerade entbunden haben, dann beginnen Sie diese Übung zuerst mit einem Bein.

III. So ist es richtig:

Um ein Höchstmaß an Wirkung zu erzielen, müssen Sie sich ganz langsam bewegen. Je näher Ihre Füße dem Boden sind, desto langsamer müssen Sie werden.
Achtung: Lassen Sie die Knie vollkommen gestreckt, und bleiben Sie mit dem Kopf auf dem Boden.
Halten Sie nicht den Atem an.
Für eine Stärkung der Bauchmuskulatur ist die Pumpe ein Muß. Sie ist zwar anstrengend, aber das Ergebnis befriedigt.

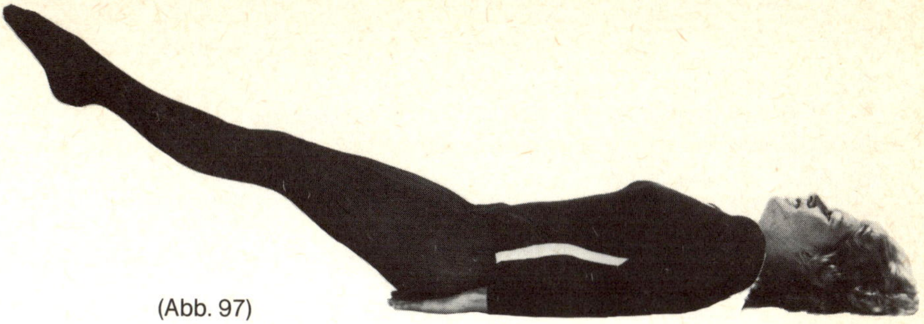

(Abb. 97)

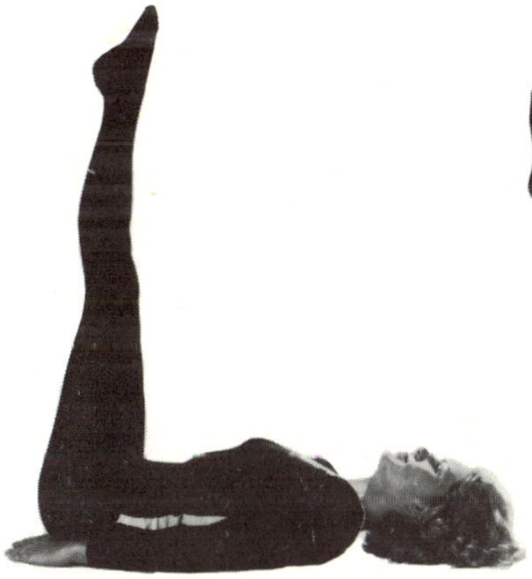

(Abb. 98)

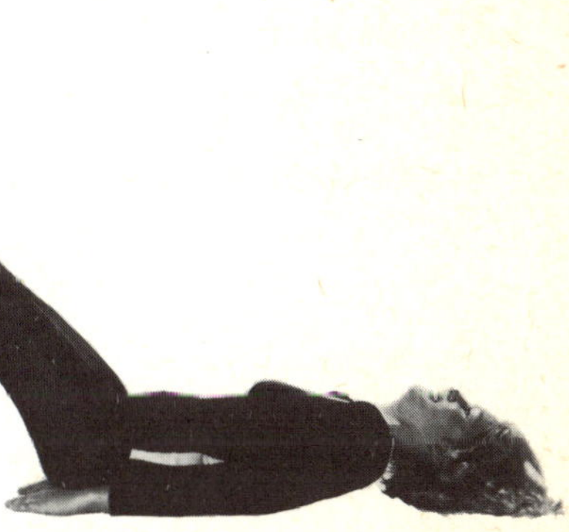

(Abb. 99)

Querbalken (Paraighasana)

I. Wofür die Übung gut ist:

Der Querbalken

- macht die Magengegend flach
- strafft und formt die Innenseite der Schenkel
- schafft Erleichterung bei einem steifen Rücken
- streckt die gesamte Beckengegend
- regt die Unterleibsorgane an
- trainiert die Knöchel

II. Ausführung:

1. Knien Sie sich gerade auf den Boden, die Füße bleiben geschlossen.
2. Strecken Sie das rechte Bein nach rechts aus. Achten Sie darauf, daß Ihre Knie und Fußspitzen gestreckt sind.
3. Heben Sie die Arme seitlich. (Abb. 100)
4. Legen Sie den rechten Arm mit der Handfläche nach oben auf das rechte Bein.
5. Beugen Sie Ihren Körper nach rechts, und lassen Sie das rechte Ohr auf dem Arm ruhen. (Abb. 101)
6. Heben Sie jetzt Ihren linken Arm langsam über den Kopf und versuchen Sie, ihn bis zur rechten Hand zu bringen, so daß sich die Handflächen berühren.
7. Schauen Sie nach vorn, durch die Öffnung der Arme hindurch. (Abb. 102)
8. Verharren Sie, so lange es Ihnen ohne Anstrengung möglich ist (5 – 30 Sekunden lang), und atmen Sie dabei so normal wie möglich.

III. So ist es richtig:

Lassen Sie sich auf keinen Fall entmutigen, wenn Sie anfänglich weit von der Idealstellung entfernt sind. Das Schöne bei Yoga ist, daß Sie täglich Fortschritte machen.
Beugen Sie sich von der Taille aus nicht nach vorn, sondern zur Seite.

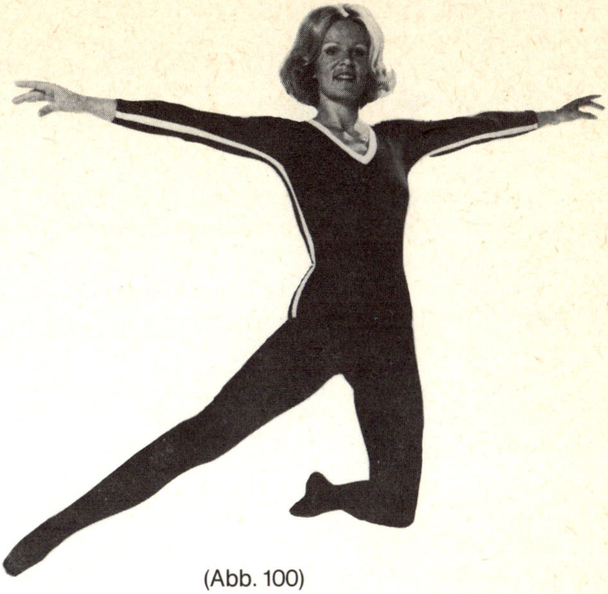

(Abb. 100)

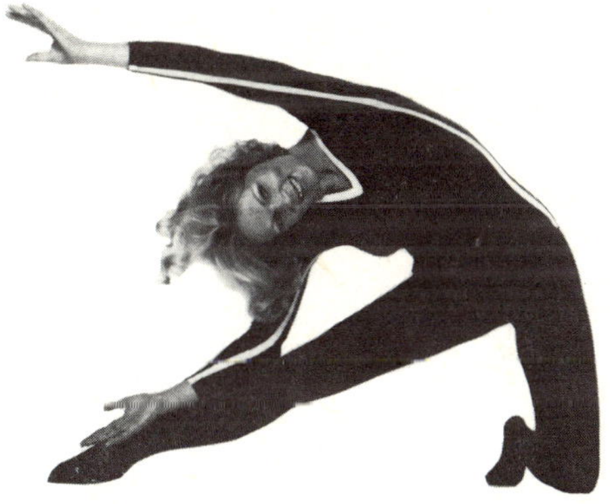

(Abb. 101)

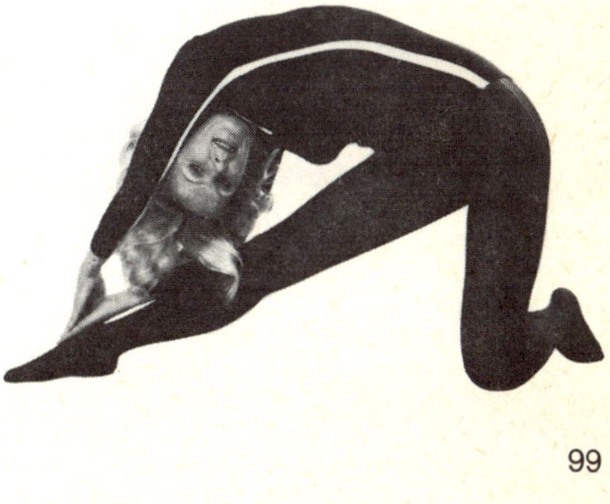

(Abb. 102)

Rock'n Roll

I. Wofür die Übung gut ist:

Rock'n Roll

- verbreitet Wärme und Energie
- macht die Wirbelsäule biegsam und gelenkig
- stärkt die Bauchmuskulatur
- massiert und lindert Verspannungen im Nacken und der Wirbelsäule
- regt Leber und Milz an
- fördert die Verdauung und die Entleerung

II. Ausführung:

1. Setzen Sie sich mit angezogenen Knien auf den Boden.
2. Falten Sie Ihre Hände unterhalb der Knie.
3. Bringen Sie Ihren Kopf so nah wie möglich an die Knie und lassen ihn während der Übung dort. (Abb. 103)
4. Rollen Sie sich sanft auf Ihrer Wirbelsäule nach hinten. Der Rücken ist dabei abgerundet, die Füße sind geschlossen. (Abb. 104)
5. Rollen Sie in einem leichten Rhythmus vor- und wieder zurück. (Abb. 105)
6. Rollen Sie zwölfmal oder eine Minute lang.
7. Vergessen Sie das Atmen nicht: beim Zurückrollen einatmen, beim Vorwärtsrollen ausatmen.

III. So ist es richtig:

Beginnen Sie die Übung aus der Liegestellung, wenn Sie ein bißchen Angst davor haben, es vom Sitzen aus zu tun.
Machen Sie diese Übung, wann immer Sie sich verkrampft fühlen.
Achten Sie darauf, daß Ihr Kopf die ganze Zeit so nah wie möglich bei den Knien bleibt. Dadurch wird Ihr Rücken schön rund, und Sie können besser darauf rollen.
Nutzen Sie die erste Rückwärtsrolle als Schwungkraft für die Rolle nach vorn.
Diese Übung ist die Lieblingsübung meines Mannes, wenn er abends müde vom Büro kommt. Statt sich bewegungslos vor den Fernseher zu hocken, macht er sie, sobald er nach Hause kommt, vor dem Abendessen. Er weiß, daß sie ihn entkrampft und ihm so den Rest des Tages verschönt.

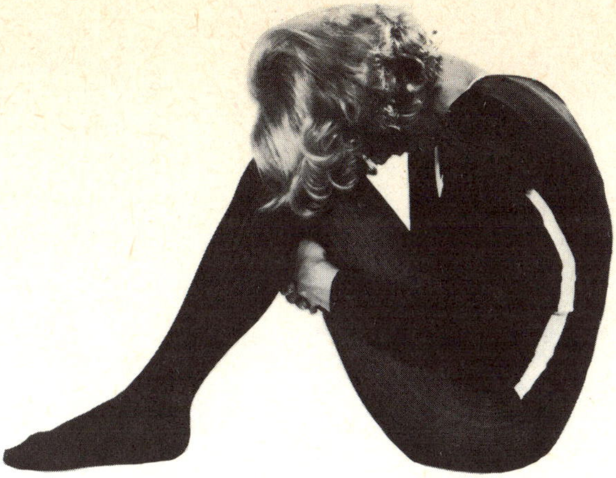

(Abb. 103)

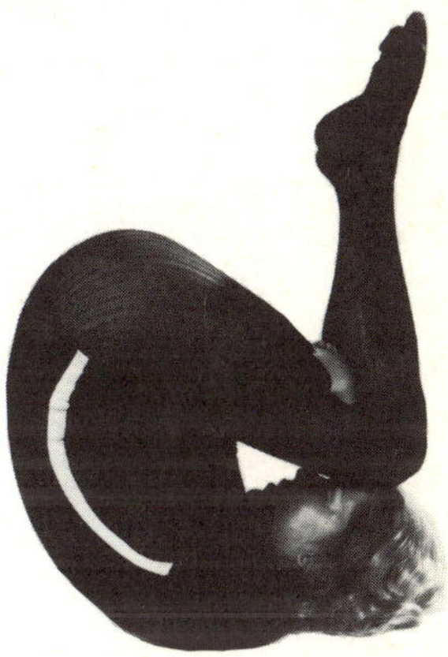

(Abb. 104)

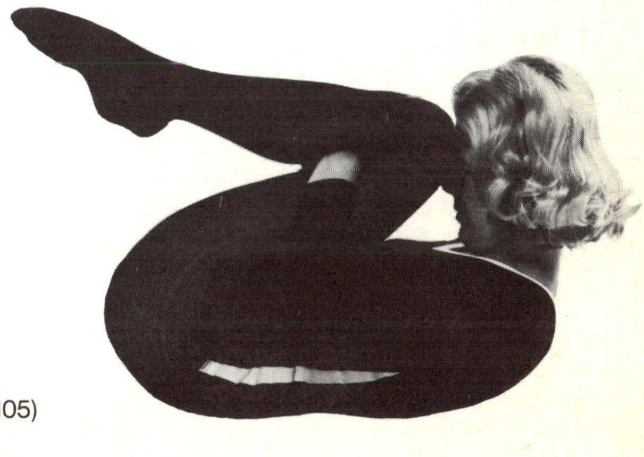

(Abb. 105)

Rumpfbeuge im Sitzen (Paschimottanasana)

I. Wofür die Übung gut ist:

Die Rumpfbeuge im Sitzen

- stärkt die Bauchmuskulatur und kräftigt die inneren Organe
- streckt, macht gelenkig und hilft bei Verspannungen in den Beinen und der Wirbelsäule
- tonisiert das gesamte Nervensystem
- fördert die Verdauung und die Entleerung
- kräftigt die Nieren
- massiert das Herz
- streckt die Beckengegend und durchblutet sie
- vermittelt ein Gefühl von Vitalität

II. Ausführung:

1. Setzen Sie sich mit ausgestreckten, geschlossenen Beinen ganz gerade auf den Boden. (Abb. 106)
2. Heben Sie Ihre Arme über den Kopf und lehnen sich leicht zurück. (Abb. 107)
3. Beugen Sie sich nun langsam nach vorn, Wirbel für Wirbel. Wenn Sie sich so weit wie möglich nach vorn gebeugt haben, dann greifen Sie nach dem Teil Ihrer Beine, den Sie mühelos fassen können. (Abb. 108)
4. Biegen Sie jetzt Ihre Ellbogen nach außen und versuchen Sie, Ihren Körper sowohl nach vorn als auch nach unten zu drücken, aber nicht mit Gewalt; das dehnt die Wirbelsäule.
5. Lassen Sie Ihren Kopf nach unten hängen. Verharren Sie so 15 – 30 Sekunden und atmen Sie dabei normal. (Abb. 109)
6. Mit der Zeit wird es Ihnen gelingen, Ihren Kopf auf die Knie zu legen und die Zehen (anstatt der Fußknöchel) anzufassen, indem Sie Ihre Ellbogen dabei auf den Boden legen.
7. Richten Sie sich ganz langsam auf und wiederholen Sie die Übung noch zweimal.

III. So ist es richtig:

Halten Sie die ganze Zeit über Ihre Beine gestreckt und verharren Sie voll-vollkommen bewegungslos, sonst verschwenden Sie Kraft und Mühe.
Achtung: Machen Sie keine ruckartigen Bewegungen, nur um weiter oder tiefer zu kommen; Sie ziehen sich dabei nur Zerrungen zu.
Es ist viel wichtiger, die bisher steife und ungelenke Wirbelsäule nach vorn zu beugen als nach unten zu drücken. Und trotzdem werden Sie sich wundern, wie schnell Sie auch hierbei Fortschritte erzielen.

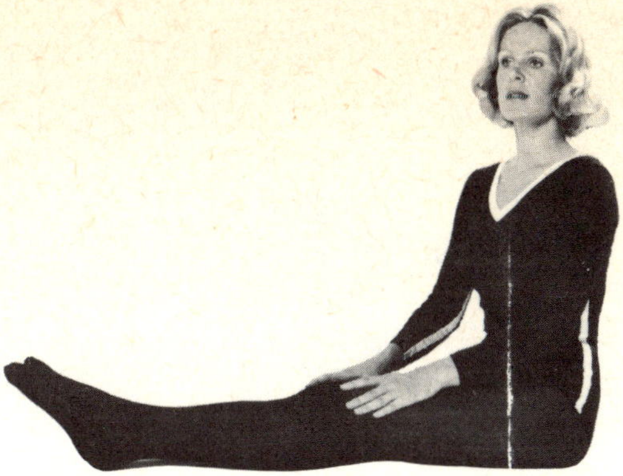
(Abb. 106)

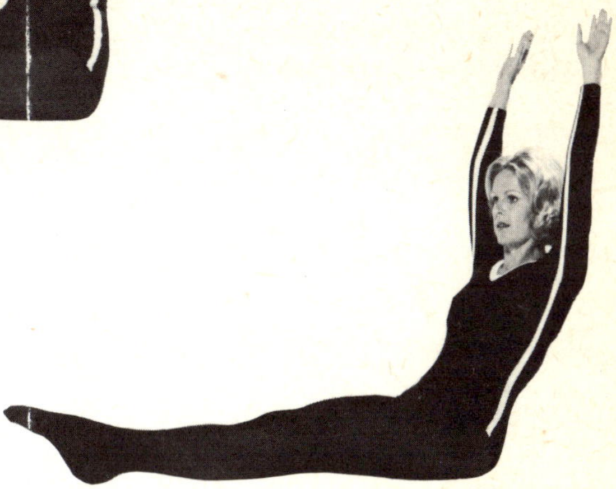
(Abb. 107)

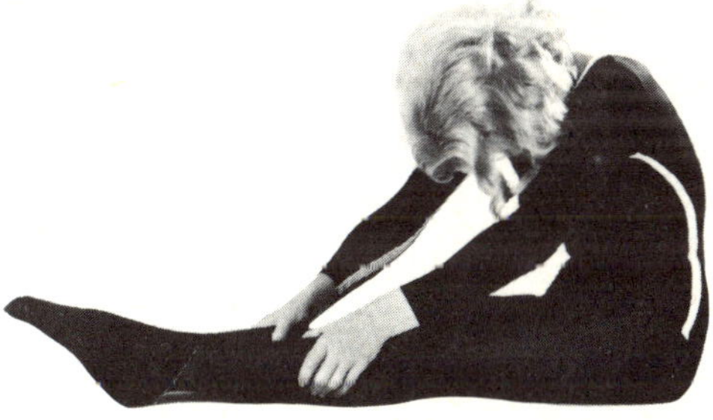
(Abb. 108)

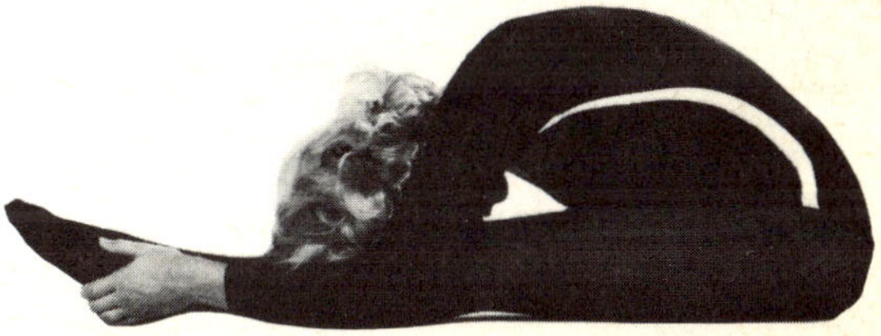
(Abb. 109)

Rumpfbeuge im Stehen (Uttanasana)

I. Wofür die Übung gut ist:

Die Rumpfbeuge im Stehen

- hilft bei verspannten Kniemuskeln und macht die Beine gelenkig
- fördert die Durchblutung des Kopfes, ist also gut gegen Falten, für einen gesunden Teint und für geistige Wachsamkeit
- macht die Wirbelsäule gelenkig und biegsam
- vermittelt neue Energie
- entspannt den Rücken und die Schultern
- ist verdauungsfördernd
- hilft gegen Fettleibigkeit

II. Ausführung:

1. Stellen Sie sich mit fest geschlossenen Füßen hin.
2. Erheben Sie ganz langsam Ihre Hände über den Kopf (Abb. 110)
3. Beugen Sie sich von der Taille aus nach vorn, lassen Sie dabei zuerst Ihren Kopf vornüber fallen und rollen dann Wirbel für Wirbel ab. (Abb. 111)
4. Halten Sie Ihre Arme neben den Ohren und lassen Sie Ihren Körper für ein paar Sekunden durch sein eigenes Gewicht nach unten hängen. (Abb. 112)
5. Greifen Sie nach Ihren Knöcheln oder Beinen, was Sie mühelos fassen können. Pressen Sie Ihr Kinn an den Hals.
6. Biegen Sie Ihre Ellbogen nach außen und strecken Sie sich sanft nach unten und innen, indem Sie versuchen, mit Ihrer Stirn die Knie zu berühren. (Abb. 113)
7. Verharren Sie 5 — 30 Sekunden in dieser Stellung.
8. Richten Sie sich ganz langsam wieder auf. Lassen Sie dabei Ihre Arme an den Ohren, und rollen Sie Ihre Wirbelsäule wieder zurück.
9. Wiederholen Sie die Übung zweimal.

III. So ist es richtig:

Achtung: Machen Sie keine ruckartigen Bewegungen, um mit Ihrer Stirn näher an die Knie zu kommen.
Kümmern Sie sich weniger darum, wie weit Ihre Hände vom Boden entfernt sind, als darum wie weit Ihre Stirn von den Knien weg ist.
Die Rumpfbeuge im Stehen hilft beim Abbauen von Verspannungen im Rücken und in den Kniekehlen. Allein durch das volle Gewicht Ihres herunterhängenden Körpers werden diese Körperteile trainiert und gelockert, und irgendwann werden Sie es schaffen, den Boden mit den Händen zu berühren.

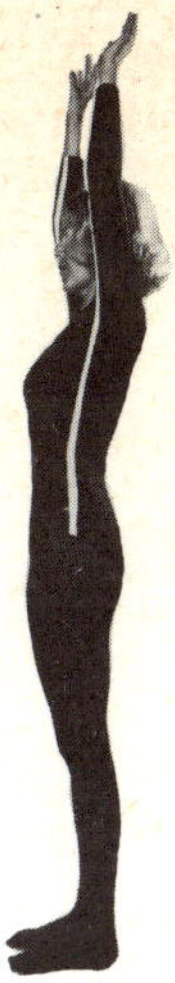

(Abb. 110)

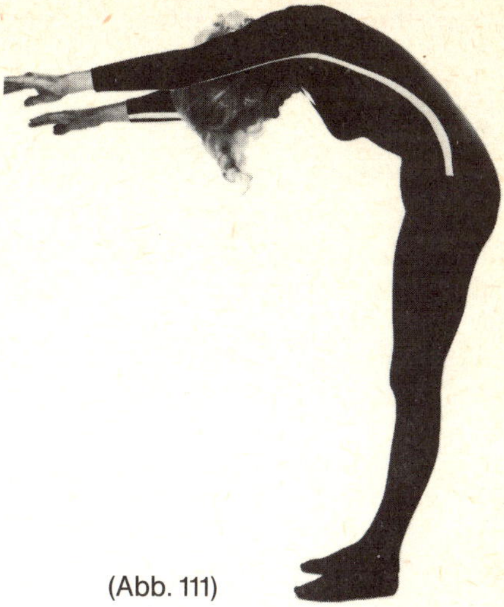

(Abb. 111)

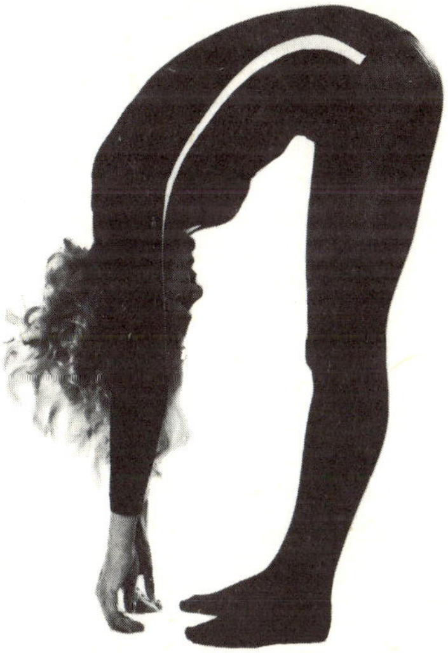

(Abb. 112)

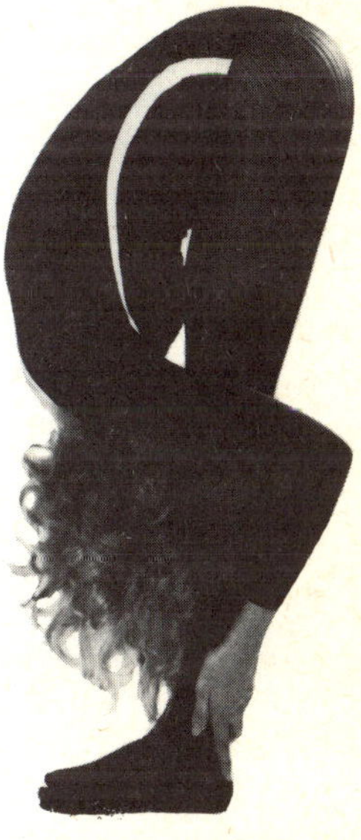

(Abb. 113)

Schwamm (Savasana)

I. Wofür die Übung gut ist:

Der Schwamm
- bewirkt eine vollkommene Entspannung der Muskeln
- entspannt das gesamte Nervensystem
- beruhigt Geist und Seele
- entspannt und lindert Angstgefühle, nervöse Zustände und Schlaflosigkeit
- baut Energie auf

II. Ausführung:

1. Legen Sie sich auf den Boden, die Beine leicht gespreizt, die Arme kraftlos neben dem Körper. (Abb. 114)
2. Strecken Sie Ihre Zehen weit von sich weg. Verharren Sie 5 Sekunden, entspannen Sie.
3. Biegen Sie Ihre Zehen in Richtung Kopf, indem Sie die Füße in den Knöcheln beugen; verharren; entspannen.
4. Heben Sie Ihre Fersen ein paar Zentimeter vom Boden und strecken Sie die Beine aus; pressen Sie Ihre Kniekehlen dabei fest gegen den Boden; verharren; entspannen.
5. Strecken Sie die Beine aus und die Zehen zueinander, indem Sie die Fersen nach außen oben drehen; verharren; entspannen.
6. Kneifen Sie die Gesäßbacken zusammen; verharren; entspannen.
7. Ziehen Sie Ihren Bauch so weit wie möglich ein und hoch; verharren; entspannen.
8. Machen Sie ein Hohlkreuz und strecken Sie die Brust raus; verharren; entspannen.
9. Strecken Sie die Arme aus, die Handflächen nach unten, und biegen Sie die Finger in Richtung Kopf; verharren; entspannen.
10. Beugen Sie die Ellbogen und biegen Sie die Hände vom Handgelenk aus nach außen, Richtung Schultern; verharren; entspannen.
11. Machen Sie eine Faust und breiten Sie Ihre Arme ganz langsam, mit starkem Gegendruck, aus, bis sie in Schulterhöhe sind; das stärkt die Brustmuskulatur. Verharren; entspannen.
12. Ziehen Sie die Schulterblätter zusammen; verharren; entspannen.
13. Ziehen Sie die Schultern bis zu den Ohren hoch; verharren; entspannen.
14. Ziehen Sie Ihre Mundwinkel nach unten; verharren; entspannen.
15. Drücken Sie Ihre Zungenspitze gegen den Gaumen; verharren; entspannen.
16. Spitzen Sie Ihren Mund, ziehen Sie die Nase kraus und drücken Sie Ihre Augen ganz fest zu; verharren; entspannen.

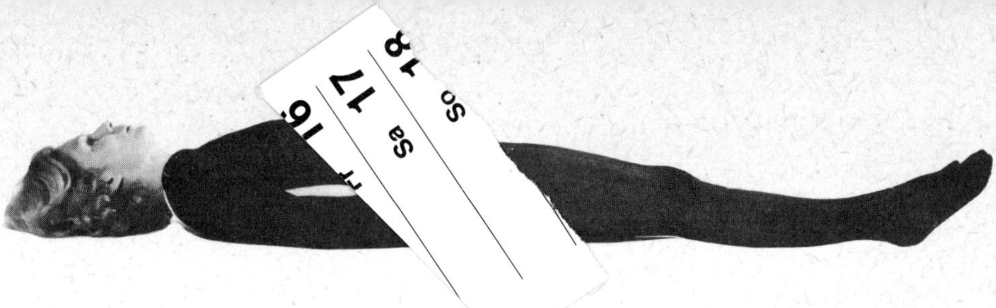

(Abb.

17. Lächeln Sie bei geschlossenem Mund, dehnen Sie Ihr Gesicht; verharren; entspannen.
18. Gähnen Sie ganz langsam, wehren Sie sich gegen das Öffnen Ihres Mundes; verharren, entspannen.
19. Drücken Sie Ihren Hinterkopf fest gegen den Boden; verharren; entspannen.
20. Runzeln Sie die Stirn und ziehen Sie die Kopfhaut nach vorn; verharren; entspannen.
21. Machen Sie die Augen-Übungen.
22. Ziehen Sie den Kopf nach hinten in Richtung Schultern, ohne dabei den restlichen Körper zu bewegen.
23. Entspannen Sie. Lassen Sie sich förmlich in den Boden hineinsinken, und bleiben Sie so für 10 Minuten liegen.

III. So ist es richtig:

Verharren Sie mindestens 5 Sekunden lang in den Endstellungen.
Entspannen Sie jedesmal nach dem Verharren, indem Sie wieder in die Ausgangsstellung zurückfallen.
Achtung: Versuchen Sie, sich nach dieser Übung vollkommen zu entspannen. Verbannen Sie alle drückenden Gedanken, bemühen Sie sich, so wenig wie möglich zu „denken". Lassen Sie nur angenehme Dinge an sich vorbeiziehen. Schauen Sie ihnen zu, wie sie kommen und gehen, ganz leidenschaftslos, ganz unbeteiligt.
Im Sanskrit wird der Schwamm „Die tote-Mann-Stellung" genannt. Es ist eine Stellung der vollkommenen Entspannung für den gesamten Körper. Er kann in Muße all das verwerten, was er bisher gelernt hat. Wir nehmen uns heute kaum noch die Zeit, uns zu entspannen. Wir lesen zwar, schauen fern oder schlafen, aber das bloße Liegen bedeutet noch nicht, daß wir damit die nervösen Spannungen, die sich in uns angestaut haben, abbauen. Unser Körper muß wieder lernen, wie er sich tief entspannen kann.
Wenn Sie ein paar Wochen lang diese wohlausgewogene Übung gemacht haben, werden Sie so weit sein, daß Sie sich schon entspannen können, ohne die gesamten Phasen des Schwammes durchgehen zu müssen.

Sitzender Held (Virasana)

I. Wofür die Übung gut ist:

Der sitzende Held

- lindert Beschwerden bei Plattfüßen
- wird als 10-Minuten-Übung bei müden Beinen empfohlen
- mildert Reißen in den Knien
- hebt den Fußspann und entspannt ihn
- mildert Schmerzen in den Fersen
- bringt Erleichterung bei Völlegefühl und kann gefahrlos direkt nach dem Essen ausgeführt werden

II. Ausführung:

1. Knien Sie sich aufrecht hin. Die Knie sind geschlossen, die Füße ungefähr einen halben Meter auseinander. (Abb. 115)
2. Senken Sie ganz langsam Ihren Körper, Sie können sich dabei auch mit den Händen abstützen (Abb. 116), bis Sie zwischen Ihren Füßen a u f d e m B o d e n zu sitzen kommen.
3. Richten Sie Ihren Rücken auf, daß er ganz gerade ist und lassen Sie Ihre Zehen weiterhin nach hinten gestreckt.
4. Legen Sie Ihre Hände mit den Handflächen nach unten auf die Knie. (Abb. 117)
5. Verharren Sie 30 Sekunden lang in dieser Stellung und atmen Sie tief.
6. Falten Sie jetzt Ihre Hände und strecken Sie die Arme aus. Die Handflächen zeigen dabei nach oben.
7. Verharren Sie 30 Sekunden lang.
8. Entspannen Sie sich.

III. So ist es richtig:

Entspannen Sie sich vollkommen in dieser Stellung. Schon nach kurzem können Sie sich sogar dabei ausruhen.

Achtung: Geben Sie nicht auf, wenn Ihnen anfangs das Sitzen zwischen den Füßen schwerfällt. Verschränken Sie die Knöchel und setzen Sie sich darauf, wenn Ihnen das leichter fällt, und versuchen Sie dann, Ihre Füße allmählich weiter voneinander zu entfernen.

Viele Leute, die dauernd auf den Beinen sein müssen, empfinden diese Stellung als wohltuend. In der fortgeschrittenen Form legen Sie sich aus der Sitzstellung auf die Schultern zurück, zum „liegenden Helden“.

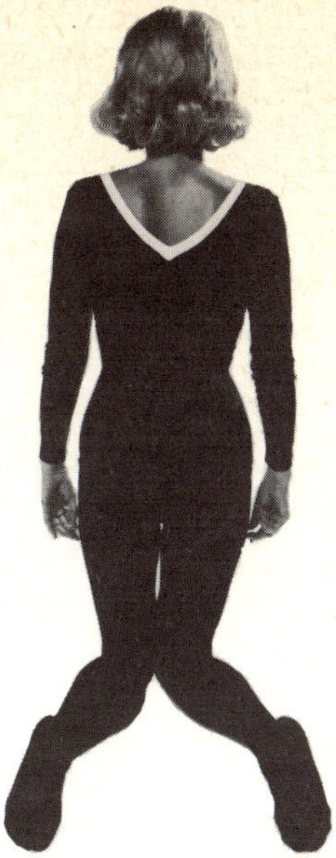

(Abb. 115)

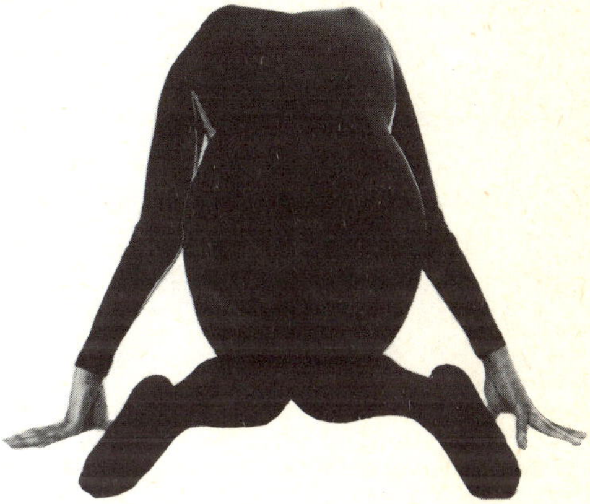

(Abb. 116)

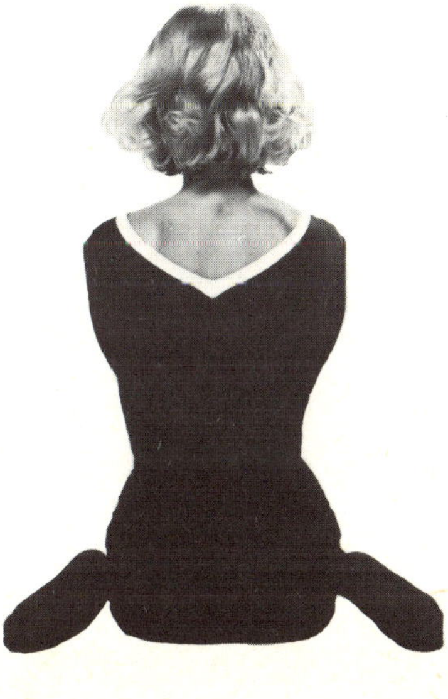

(Abb. 117)

Skalp- (Kopfhaut-) Massage

I. Wofür die Übung gut ist:

Die Kopfhaut-Massage
- verbessert die Durchblutung der Kopfhaut
- entspannt
- macht die Haare gesund und glänzend, verhindert Haarausfall

II. Ausführung:

1. Setzen Sie sich bequem in den Schneidersitz.
2. Greifen Sie voll in Ihre Haare.
3. Pressen Sie Ihre Fäuste fest gegen die Kopfhaut und ziehen Sie das Haar kräftig nach vorn, nach hinten, nach rechts und nach links. Führen Sie diese Bewegung ziemlich schnell aus. (Abb. 118)
4. Lassen Sie Ihre Haare jetzt los. Spreizen Sie Ihre Finger und legen Sie alle 10 auf Ihren Kopf, als ob Sie sich den Kopf waschen wollten. (Abb. 119)
5. Drücken Sie mit Ihren Fingern ganz fest gegen die Kopfhaut und bewegen Sie sie gleichzeitig in alle Richtungen; das ist besser, als wenn Sie jeden Finger einzeln bewegen.
6. Wiederholen Sie die Übungen mehrere Male.

III. So ist es richtig:

Achten Sie darauf, daß Sie ein dickes Büschel Haar in den Fäusten haben, sonst tut es weh.
Bleiben Sie dicht am Kopf mit Ihren Händen.
Die Kopfhaut-Massage vermittelt der Kopfhaut ein herrlich prickelndes Gefühl und beseitigt tiefangestaute Spannungen.

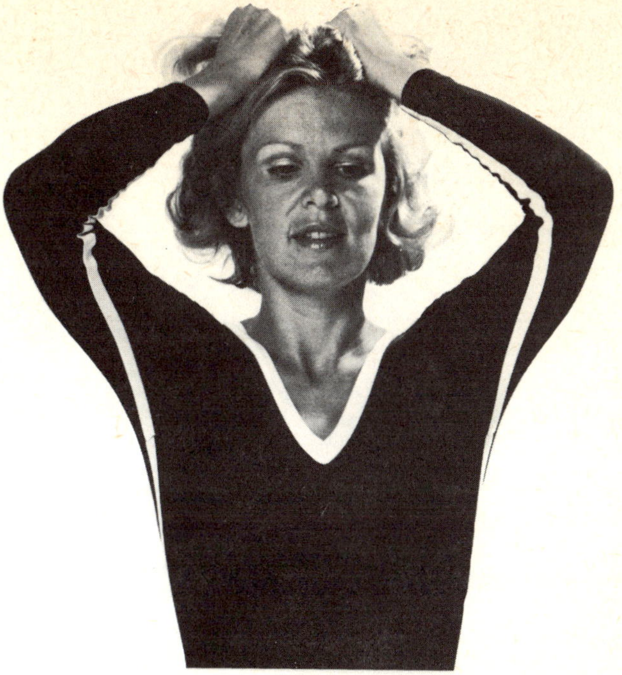

(Abb. 118)

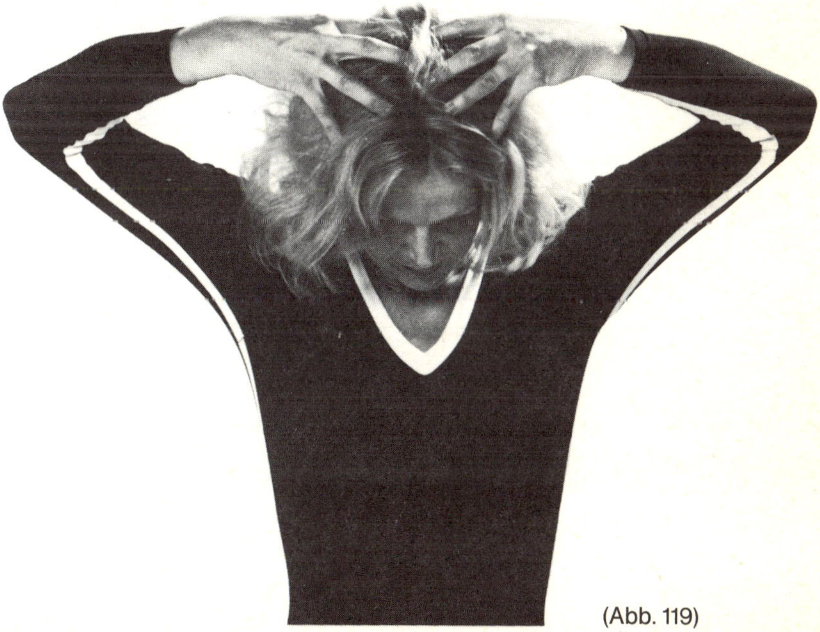

(Abb. 119)

Twist (Ardha Matsyendra Sana)

I. Wofür die Übung gut ist:

Der Twist

- macht die Taille schlank
- macht die Hüftgelenke beweglich
- massiert die Bauchorgane und fördert somit die Verdauung
- lockert die Wirbelsäule und wirkt somit beruhigend auf das Nervensystem
- begradigt die Wirbel und entspannt
- kräftigt die Muskeln und macht eine gute Figur

II. Ausführung:

1. Setzen Sie sich mit ausgestreckten Beinen auf den Boden.
2. Spreizen Sie die Beine und legen Sie den rechten Fuß an den linken Schenkel. Ihr rechtes Knie muß fest am Boden bleiben. (Abb. 120)
3. Beugen Sie Ihr linkes Knie und führen Sie Ihren linken Fuß über Ihr rechtes Knie. Das Knie bleibt dabei oben. (Abb. 121)
4. Setzen Sie Ihre linke Fußsohle ganz auf den Boden auf. Je weiter Sie den Fuß zurücksetzen können, desto besser.
5. Verlagern Sie Ihr Gewicht jetzt auf das Becken; stützen Sie sich dabei mit beiden Händen auf, damit Sie nicht umkippen.
6. Lassen Sie Ihre linke Hand aufgestützt, legen Ihren rechten Arm zwischen Brust und linkes Knie. (Abb. 122)
7. Drehen Sie jetzt Ihren Körper, so daß Ihre rechte Schulter am linken Knie ruht.
8. Ballen Sie Ihre rechte Hand zur Faust und führen Sie Ihren rechten Arm kerzengerade über das rechte, am Boden liegende Knie.
9. Versuchen Sie, die Zehen Ihres linken Fußes zu greifen. Als Anfänger wird Ihnen das schwerfallen; wenn Sie es nicht schaffen, dann umfassen Sie mit Ihrer Hand das rechte Knie. (Abb. 123)
10. Indem Sie sich fest mit Ihrem rechten Arm am linken Bein abstützen, drehen Sie jetzt Ihren Oberkörper nach links.
11. Beugen Sie Ihren linken Arm und legen Sie den Handrücken an die Außenseite Ihres Rückens.
12. Drehen Sie Ihren Kopf nach links und schauen Sie, so weit Sie können, nach links. (Abb. 124)
13. Verharren Sie 10 – 30 Sekunden in dieser Stellung.
14. Gehen Sie langsam in die Ausgangsstellung zurück.
15. Wiederholen Sie die Übung nach der anderen Seite.

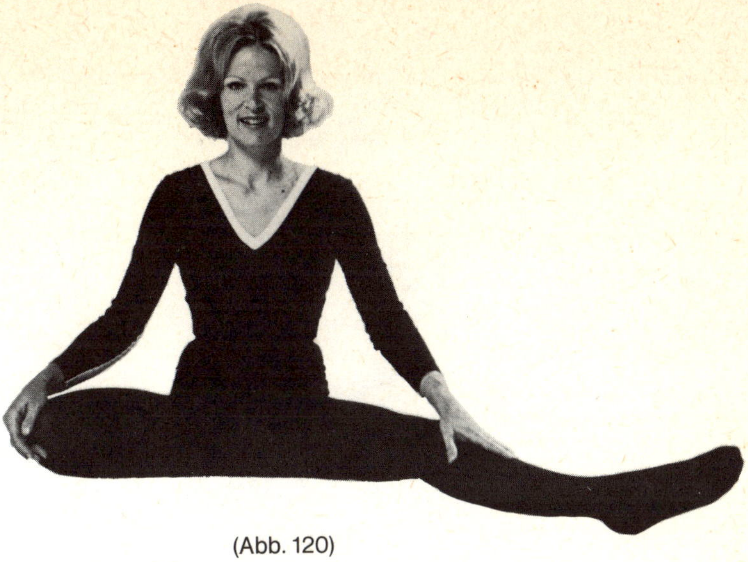

(Abb. 120)

III. So ist es richtig:

Setzen Sie sich ganz weit vor auf Ihr Becken.
Drehen Sie sich mit Schultern und Oberschenkeln gegen das Knie gelehnt.
Achtung: Knicken Sie nicht Ihren Arm ein, wenn Sie ihn über das Knie bringen.
Gestreckt können Sie Ihren Arm weiter herum bekommen.
Am Anfang kommt einem der Twist schwierig vor. Eine Abbildung hilft mehr als Worte. Wenn Sie aber erst einmal wissen, wie er geht, dann wird Ihnen der Twist gefallen. In seiner Wirkung ist er sehr wohltuend, denn er streckt und dehnt fast alle Muskeln des Körpers. Auch für die Wirbelsäule ist er gut.

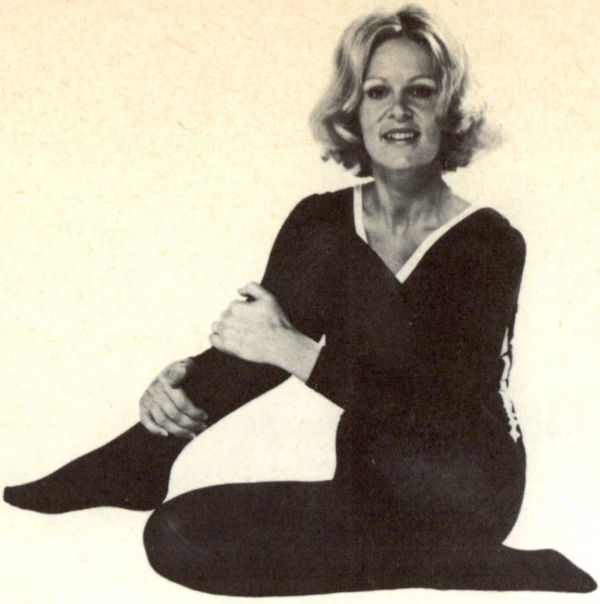

(Abb. 121)

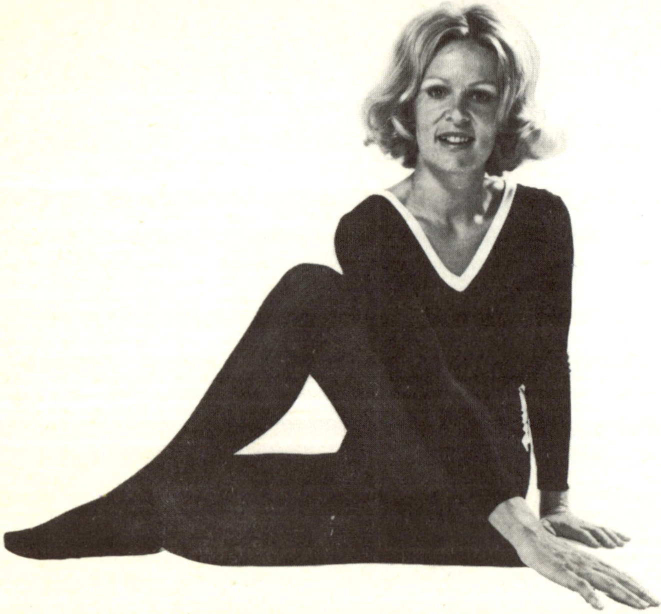

(Abb. 122)

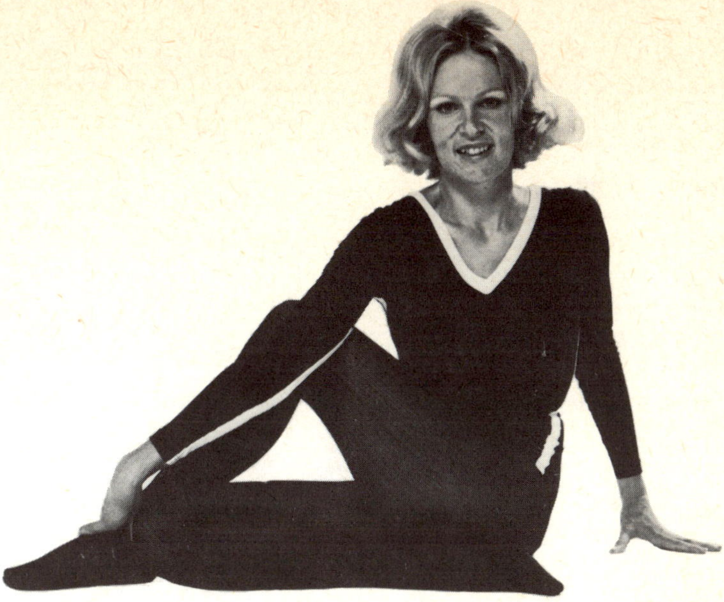

(Abb. 123)

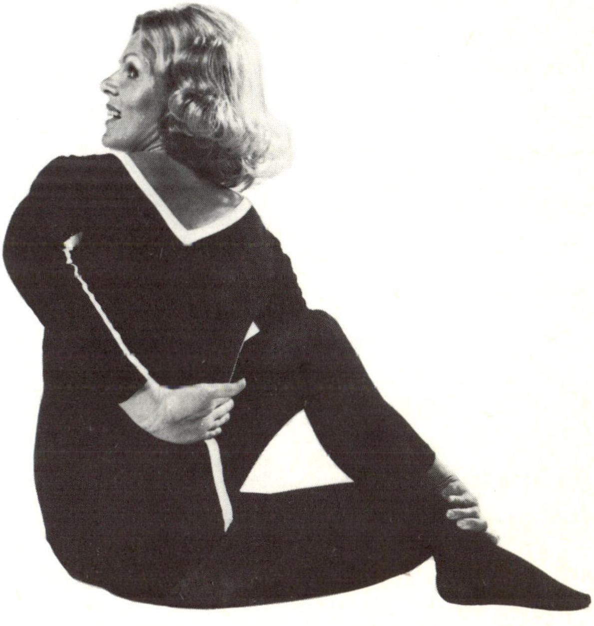

(Abb. 124)

Zehen-Balance

I. Wofür die Übung gut ist:

Die Zehen-Balance
- stärkt die Zehen
- wirkt vorbeugend gegen Krampfadern
- erleichtert die Entleerung
- lindert Verspannungen
- ist wohltuend bei Plattfüßen
- trainiert die Kniegelenke

II. Ausführung (für die, die nur auf den Zehen hocken können):

1. Gehen Sie mit weit geöffneten Knien in die Hockstellung. Lassen Sie Ihre Arme zwischen den Knien herunterhängen, oder stützen Sie sie auf die Knie auf. (Abb. 125)
2. Verlagern Sie Ihr Gewicht auf die Zehen, danach ganz langsam auf die Fersen. Gehen Sie so tief, wie Sie nur können, versuchen Sie Ihre Füße bis zu den Fersen abzurollen, und verharren Sie 5 – 20 Sekunden lang in dieser Stellung.
3. Gehen Sie langsam wieder auf die Zehen. Wenn Sie sich ausruhen müssen, dann setzen Sie sich zwischendurch.
4. Wiederholen Sie die Übung dreimal.
5. Versuchen Sie, die Knie immer mehr zu schließen.

III. Ausführung (für die, die bequem auf ihren Fersen hocken können):

1. Hocken Sie sich mit geöffneten Knien, die Arme hängen zwischen ihnen herunter, auf den Boden. (Abb. 126)
2. Gehen Sie langsam auf Ihre Zehenspitzen und balancieren Sie 5 – 20 Sekunden lang.
3. Gehen Sie langsam wieder auf Ihre Fersen zurück.
4. Wiederholen Sie die Übung dreimal.
5. Versuchen Sie, die Knie immer mehr zu schließen.

IV. So ist es richtig:

Probieren Sie Dinge, die Ihnen nicht leicht fallen. Wenn es Ihnen also leicht fällt, auf den Zehen zu balancieren, dann trainieren Sie, das Gewicht auf die Fersen zu verlagern, und umgekehrt.
Die Zehen-Balance stärkt und kräftigt nicht nur die Zehen, sondern den gesamten Fuß und die Beine. Es ist wieder eine von diesen vielseitig wirksamen Übungen, auch wenn es nicht ins Auge sticht.

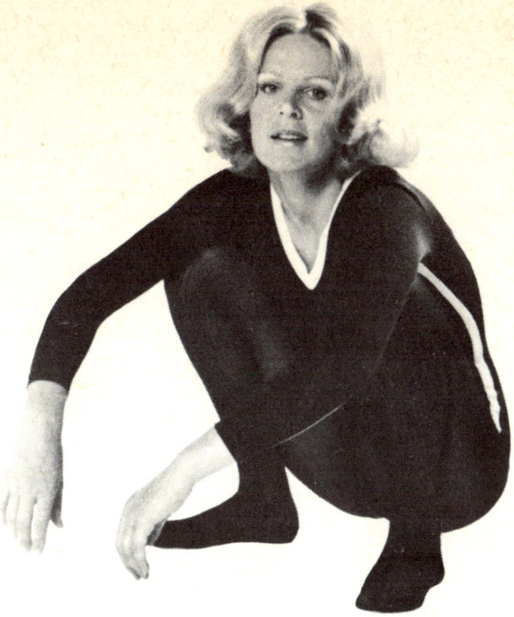

(Abb. 125)

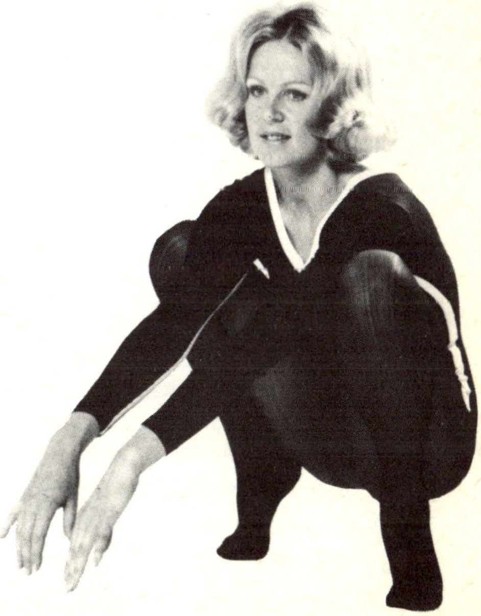

(Abb. 126)

Zehen-Twist

I. Wofür die Übung gut ist:

Der Zehen-Twist
- verhilft zu einer schlankeren Taille
- fördert eine graziöse Haltung durch besseres Gleichgewicht
- formt die Beine
- dreht die Wirbelsäule wie ein Korkenzieher, massiert dadurch und macht gelenkig
- kräftigt Füße und Fußknöchel
- verbessert die Haltung

II. Ausführung:

1. Stellen Sie sich aufrecht mit geschlossenen Füßen hin. Die Zehen zeigen leicht nach außen.
2. Erheben Sie sich langsam auf Ihre Zehen und strecken Sie Ihre Arme nach vorn; die Daumen sind ineinander verhakt, die Handflächen zeigen nach unten. (Abb. 127)
3. Richten Sie Ihren Blick auf die Handrücken, das erleichtert das Balancieren.
4. Führen Sie Ihre Arme, so weit Sie können, zur Seite. Die Bewegung geht von der Taille aus, die Zehen bleiben fest am Boden.
5. Verharren Sie 10 – 20 Sekunden in dieser Stellung und drehen sich dann langsam nach vorn.
6. Nun zur anderen Seite hin. Wiederholen Sie die Übung noch zweimal pro Seite.

III. So ist es richtig:

Geben Sie nicht auf, wenn Sie das Gleichgewicht verlieren; versuchen Sie es einfach noch einmal.
Halten Sie Ihren Körper vollkommen gerade, strecken Sie die Brust dabei heraus.
Der Zehen-Twist wirkt auf den gesamten Körper ein. Den Hauptnutzen kann man in der Verbesserung der Haltung sehen. Dadurch, daß Ihr Gleichgewicht geschult wird, werden Sie in Ihren Bewegungen sicherer und graziöser, Ihre Kleider passen besser und kommen mehr zur Geltung.

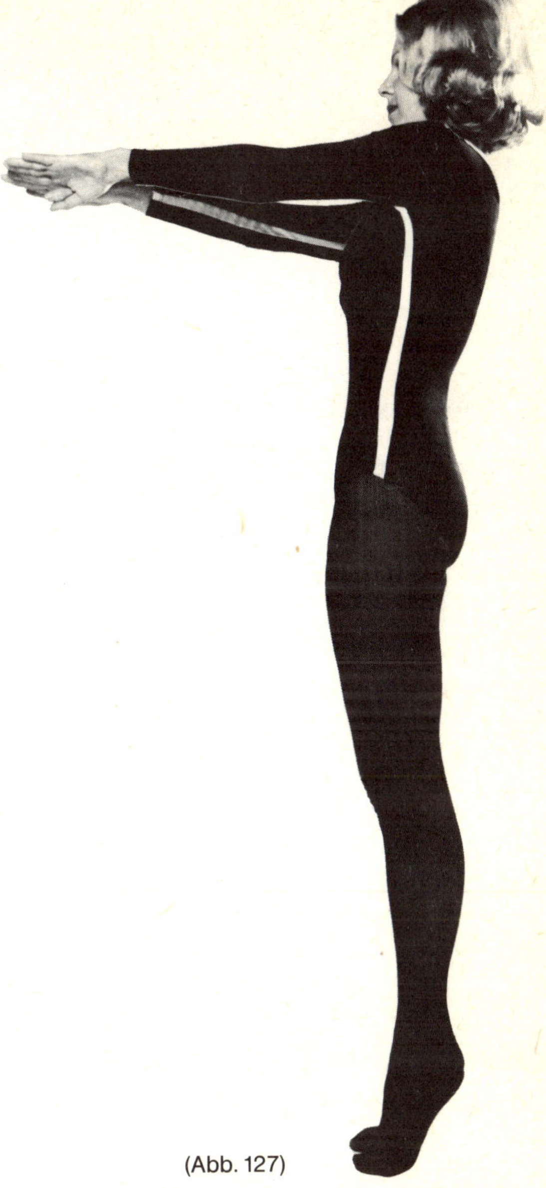

(Abb. 127)

Zusammengerolltes Blatt (Virasana Variation)

I. Wofür die Übung gut ist:

Das Zusammengerollte Blatt
- entspannt vollkommen
- schafft neue Energie
- fördert die Durchblutung des Kopfes, verbessert damit den Teint
- hilft gegen müde Beine und Krampfadern

II. Ausführung:

1. Knien Sie sich mit geschlossenen Beinen auf den Boden.
2. Setzen Sie sich auf Ihre Fersen und legen Sie die Hände weit zurück, die Fingerspitzen zeigen nach hinten.
3. Bringen Sie ganz langsam Ihren Kopf auf den Boden und lassen Sie dabei Ihre Hände, mit den Handflächen nach oben, nach hinten gleiten, bis sie neben Ihren Unterschenkeln ruhen. (Abb. 128)
4. Lassen Sie Ihren Kopf, zur Seite gedreht, auf dem Boden ruhen. Entspannen Sie sich vollkommen. Ihre Brust ist gegen die Knie gedrückt.
5. Verharren Sie, solange Sie wollen, je länger, desto besser.

III. So ist es richtig:

Machen Sie diese Übung, wann immer Sie ausspannen oder neue Energie auftanken wollen.
Strecken Sie Ihr Gesäß nicht hoch. Verlagern Sie das gesamte Gewicht auf die Beine und Fersen.
Diese Asana wird auch „Die Stellung des Kindes" genannt; vielleicht ist sie deshalb so beruhigend, weil sie an die Stellung eines ungeborenen Kindes im Mutterleib erinnert. Diese Stellung hat eine hohe therapeutische Wirkung, wann immer Sie sich verkrampft, müde oder angespannt fühlen.

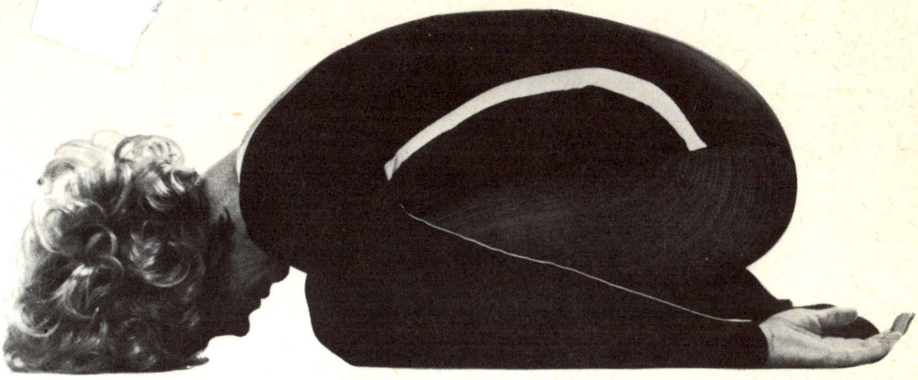

(Abb. 128)

Atemübungen

Wechselseitige Nasenatmung (Surya Bhedana Pranayama)

I. Wofür die Übung gut ist:

Die wechselseitige Nasenatmung

- beruhigt das Nervensystem
- hilft gegen Schlaflosigkeit
- entspannt und erfrischt den Körper
- reinigt das Blut und pumpt die Lungen voll Luft
- lindert Kopfschmerzen
- fördert die Verdauung und den Appetit
- hilft gegen Angst- und Depressionszustände

II. Ausführung:

1. Setzen Sie sich aufrecht in den Schneidersitz.
2. Heben Sie Ihre rechte Hand und verschließen Sie mit dem Ringfinger Ihr linkes Nasenloch. (Abb. 129)
3. Atmen Sie tief durch das rechte Nasenloch ein und zählen Sie dabei im Sekundenrhythmus bis 4.
4. Verschließen Sie jetzt mit dem Daumen das rechte Nasenloch und halten Sie den Atem 1–4 Sekunden lang an. (Abb. 130)
5. Öffnen Sie das linke Nasenloch und atmen Sie 4–8 Sekunden lang aus. Je länger Sie ausatmen, desto besser. Konzentrieren Sie sich darauf, Ihre Lungen vollkommen zu entleeren.
6. Atmen Sie durch das gleiche Nasenloch (also das linke) ein und zählen Sie dabei bis 4.
7. Schließen Sie das Nasenloch wieder mit dem Ringfinger und halten Sie den Atem 1–4 Sekunden an.
8. Jetzt atmen Sie durch das rechte Nasenloch aus (4–8 Sekunden). Das ergibt einen vollständigen Atemturnus.
9. Wiederholen Sie diesen Turnus 5 mal oder 10 Minuten lang, wenn Sie unter Schlaflosigkeit leiden.
10. Halten Sie zuerst einen 4 : 4 : 8 Atemrhythmus, später 8 : 4 : 8, und schließlich, nach einigen Monaten, 8 : 8 : 8.

III. So ist es richtig:

Achtung: Erzwingen Sie beim Atemanhalten oder beim Steigern des Rhythmus nichts; das muß ganz allmählich und ohne Mühe kommen. Atmen Sie rhythmisch, langsam, ruhig und geräuschlos.

Machen Sie diese Atemübung immer, wenn Sie sich beruhigen wollen, wenn Sie nervös, aufgeregt oder gereizt sind.

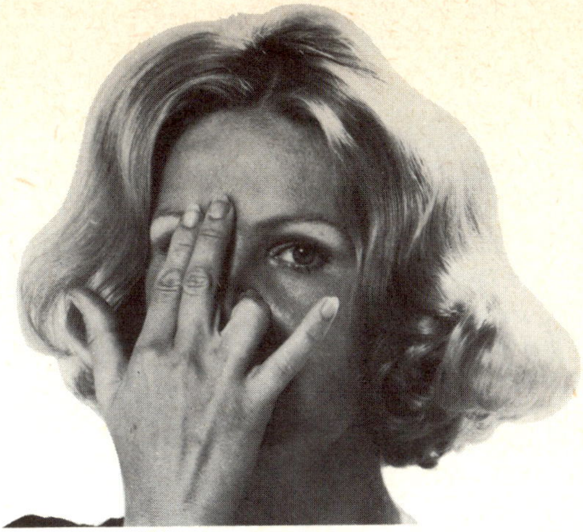

(Abb. 129)

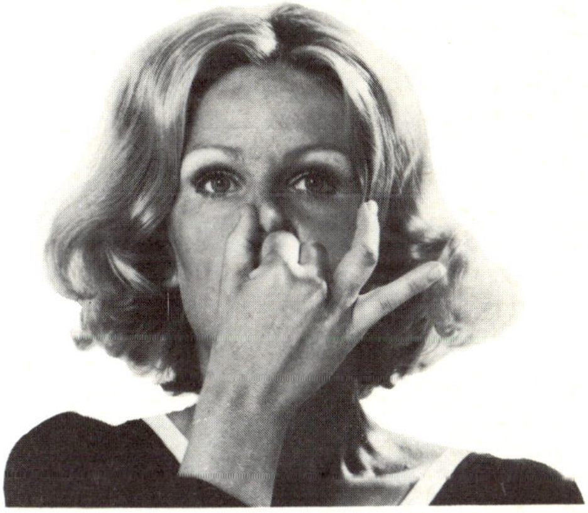

(Abb. 130)

Man kann die Wichtigkeit dieser Atemübung nicht genug betonen, Körper und Seele stehen in einer permanenten Wechselbeziehung und wirken ständig aufeinander ein, mehr, als es die Medizin früher wahrhaben wollte. Die wechselseitige Nasenatmung hat eine unvergleichlich beruhigende Wirkung.

Reinigungs-Atmung (Kapalabhati)

I. Wofür die Übung gut ist:

Die Reinigungs-Atmung
- reinigt Lungen, Stirnhöhlen, Nebenhöhlen und die Atemwege
- bringt Erleichterung bei Erkältungen
- stärkt das Nervensystem
- kräftigt Lungen, Brustkorb und Bauch
- reinigt das Blut und macht einen klaren Kopf
- fördert die Verdauung
- fördert die Funktionen von Leber, Milz und Bauchspeicheldrüse

II. Ausführung:

1. Setzen Sie sich aufrecht in den Schneidersitz oder auf einen Stuhl.
2. Atmen Sie tief ein, indem Sie den Bauch ausdehnen, und holen Sie dabei so viel Luft, wie das in einer Sekunde möglich ist. (Abb. 131)
3. Ziehen Sie den Bauch mit aller Gewalt zurück, so daß die Luft durch die Nasenlöcher herausgetrieben wird. Sie müssen dabei das Gefühl haben, als hätte Ihnen jemand gegen den Magen geschlagen. (Abb. 132)
4. Holen Sie wieder Luft, indem Sie den Bauch ausweiten und die Luft in das durch das Ausatmen entstandene Vakuum einschleusen.
5. Das Ein- und Ausatmen darf nicht länger als $1^1/_2$ Minuten dauern. Beides geschieht kraftvoll und ziemlich laut.
6. Wiederholen Sie 10mal, anschließend eine Tiefatmung und wiederholen Sie weitere 10mal die Reinigungs-Atmung.

III. So ist es richtig:

Stoßen Sie beim Einatmen den Bauch so weit, wie Sie können, heraus.
Achtung: Lassen Sie nicht Ihren Verstand das Einatmen dirigieren, sondern überlassen Sie das Ihrem Bauch.
Die Reinigungs-Atmung ist ein Mittelding zwischen der Blasebalg-Atmung, die ziemlich schwierig ist, und der dynamischen Reinigungs-Atmung. Sie wischt die Sorgen weg und ist eine gute Vorbereitung auf Aufgaben, die Tatkraft und Aufmerksamkeit verlangen.

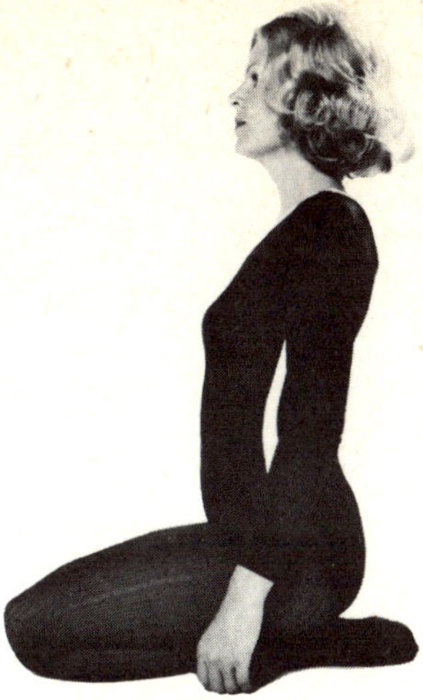

(Abb. 131)

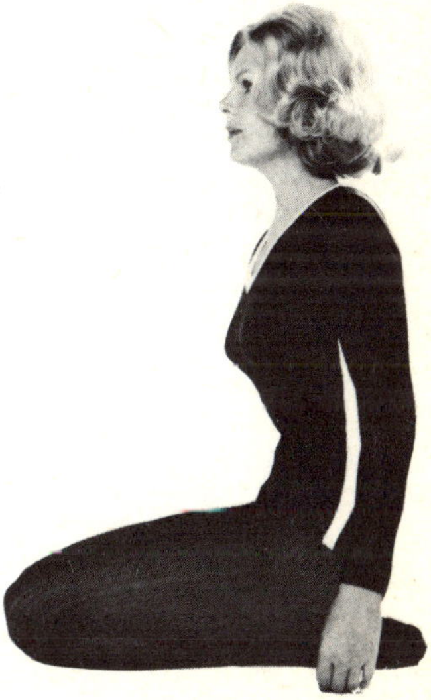

(Abb. 132)

Die Tiefatmung (Sama Ortti Pranayama)

I. Wofür die Übung gut ist:

Die Tiefatmung

- verschafft neue Energien
- reinigt und bereichert das Blut
- entwickelt Brust und Zwerchfell
- kräftigt Lungen, Brustkorb und Bauch
- stärkt die Widerstandskraft gegen Erkältungen
- beruhigt das Nervensystem
- fördert die Verdauung
- wirkt gegen Trägheit
- hilft gegen Depressionen

II. Ausführung:

1. Setzen Sie sich bequem in den Schneidersitz oder auf einen Stuhl.
2. Aufrecht sitzen; dadurch wird auch Ihr Brustkorb gerade und Sie können leichter atmen.
3. Atmen Sie ganz langsam, tief und bewußt durch die Nase ein.
4. Nehmen Sie sich 5 Sekunden Zeit, um Ihre untere Lungenhälfte mit Luft zu füllen, indem Sie die Rippen und den Bauch weit ausdehnen. (Abb. 133)
5. Konzentrieren Sie sich darauf, jetzt für die nächsten 5 Sekunden den oberen Teil der Lungen zu füllen; dabei dehnt sich die Brust aus und der Bauch wird straff.
6. Halten Sie 1–5 Sekunden lang den Atem an.
7. Atmen Sie ganz langsam aus, bis Ihre Lungen vollkommen leer sind. (Abb. 134)
8. Wiederholen Sie diese Übung 4–5 mal.

III. So ist es richtig:

Stellen Sie einen gleichmäßgen Rhythmus für das Einziehen und Ausdehnen des Bauches her, dadurch fördern Sie die Regelmäßigkeit beim Atmen.
Wenn Sie die Tiefatmung beherrschen, dann versuchen Sie, ganz lautlos zu atmen.

Achtung: Sitzen Sie nicht leger. Der Brustkorb muß vollkommen aufrecht sein. Konzentrieren Sie sich ganz auf das Atmen. Sie können die Augen schließen, das hilft bei der Konzentration und bereitet Sie auf die Meditation vor.
Dehnen Sie Ihren Bauch beim Einatmen ganz aus und ziehen Sie ihn beim Ausatmen tief ein. Schnaufen Sie nach dem Ausatmen noch einmal kurz aus, um die verbrauchte Restluft auszustoßen.

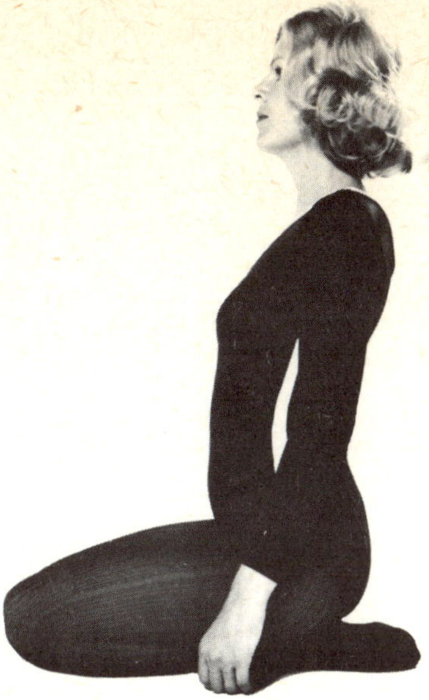

(Abb. 133)

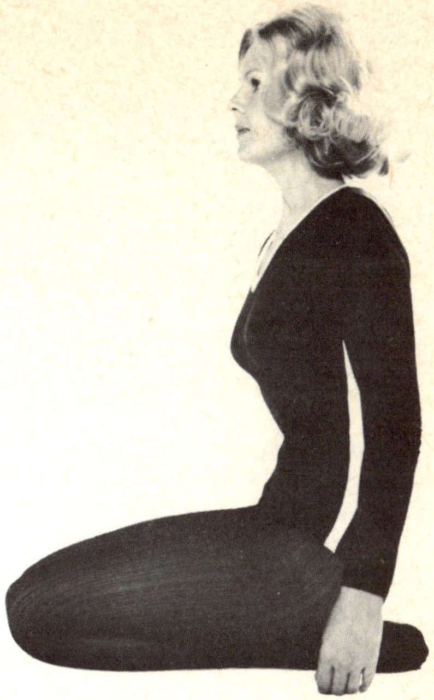

(Abb. 134)

Sauerstoff ist unser wichtigstes Lebenselement. Die meisten von uns atmen leider nur flach, was man mit einem hastigen Verschlingen des Essens vergleichen kann. Beides wirkt sich negativ auf die Gesundheit aus. Durch regelmäßige Tiefatmung lernen Sie ein neues Gefühl der Vitalität kennen, Sie verlieren diese Dauermüdigkeit, unter der besonders Hausfrauen leiden. Sie können Ihre gesamte Einstellung zum Leben, Ihre Verdauung und Ihren Gesundheitszustand verbessern, wenn Sie bewußt richtig atmen.

Kühlende Atmung (Sitali Pranayama)

I. Wofür die Übung gut ist:

Die kühlende Atmung

- wirkt kühlend und wird besonders bei Fieber empfohlen
- reinigt das Blut
- wirkt vorbeugend gegen Atembeschwerden
- fördert die Verdauung
- hilft, den Appetit zu zügeln.

II. Ausführung:

1. Setzen Sie sich aufrecht in den Schneidersitz.
2. Strecken Sie Ihre Zunge bis an die Lippen vor und formen Sie aus ihr eine Rinne. (Abb. 135)
3. Atmen Sie zischend durch diese Rinne ein.
4. Halten Sie 1–5 Sekunden lang den Atem an.
5. Atmen Sie durch die Nase aus.
6. Wiederholen Sie diese Übung 5mal.

III. So ist es richtig:

Machen Sie Ihr Kind mit dieser Atemübung vertraut, solange es gesund ist; dann beherrscht es sie, wenn es Fieber hat.

Achtung: Atmen Sie nicht zu kraftvoll ein. Ziehen Sie den Atem langsam und beständig ein, indem Sie den Brustkorb und den Bauch ausdehnen.

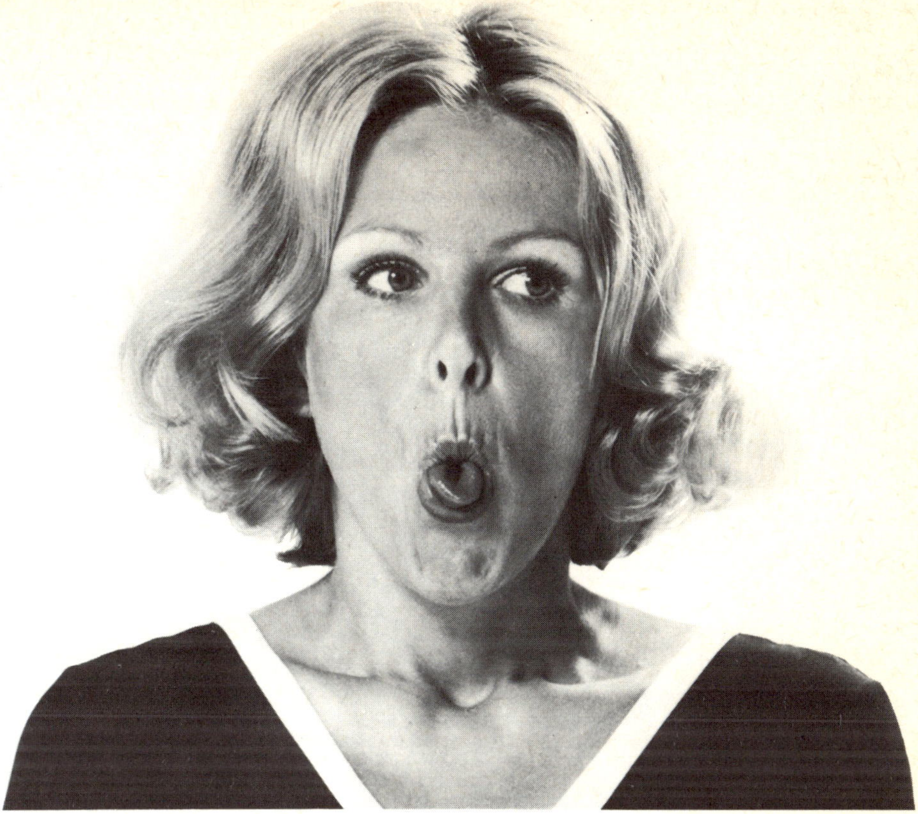

(Abb. 135)

Übungen gegen spezielle Beschwerden

Alle Übungen haben einen höheren Wirksamkeitsgrad, wenn sie zusammen mit Atemübungen oder im Atemrhythmus gemacht werden.

Übungen für bestimmte Körperteile

1. Arme und Handgelenke

Armhebung, Kobra, Arm- und Bein-Streckung, Haltungsgriff, Brust-Expander, Brunnen, Bogen, Katzen-Streckung

2. Augen

Augen-Rollen, Löwe, Kerze, Kopfstand, Nacken-Rollen.

3. Bauch

Pumpe, Baucheinzieher, Aufsetzen, Rock'n Roll, Pflug, Kopf-zum-Knie-Streckung, Heuschrecke, Brust-Expander, Querbalken, Rumpfbeuge im Sitzen, Berg, Bein-Überschlag.

4. Beine

Zehen-Twist, Sitzender Held, Kerze, Baum, Arm- und Bein-Streckung, Perfekter (Lotos) Sitz, Kopf-zum-Knie-Streckung, Rumpfbeuge im Sitzen, Bogen, Zusammengerolltes Blatt.

5. Büste und Brustkorb

Brust-Expander, Hand-an-die-Wand-Übung, Haltungs-Griff, Kobra, Bogen, Fisch, Becken-Streckung, Arm-und-Bein-Streckung, Dreieck.

6. Durchblutung

Kerze, Kopfstand, Pumpe, Pflug, Brust-Expander, Kobra, Zusammengerolltes Blatt, Pendel, Berg, Baum.

7. Füße

Japanischer (Diamant-) Sitz, Perfekter (Lotos-) Sitz, Becken-Streckung, Sitzender Held, Zehen-Twist.

8. Gesäß

Heuschrecke, Kobra, Becken-Streckung, Kerze, Pflug, Bogen, Kopf-zum-Knie-Streckung, Pumpe, Aufsetzen.

9. Gesicht

Löwe, Kerze, Pflug, Rumpfbeuge im Stehen.

10. Haltung und Schultern

Haltungsgriff, Klinge, Brust-Expander, Baum, Arm- und Bein-Streckung, Bogen, Becken-Streckung, Pendel, Kobra, Pflug, Armhebung, Kamel.

11. Hüften

Heuschrecke, Dreieck, Bogen, Brunnen, Twist.

12. Knie

Kopf-zum-Knie-Streckung, Knie-und-Schenkel-Streckung, Sitzender Held, Zehen-Balance, Twist.

13. Knöchel

Knöchelbeuge, Dreieck, Sitzender Held, Kobra, Knie-und-Schenkel-Streckung, Querbalken.

14. Nacken und Kinn

Nacken-Rollen, Brust-Expander, Fisch, Kobra, Pflug, Katzen-Streckung.

15. Rücken und Wirbelsäule

Rumpf-Beuge im Sitzen, Rumpfbeuge im Stehen, Kopf-zum-Knie-Streckung, Twist, Katzen-Streckung, Pflug, Bogen, Kobra, Heuschrecke, Bein-Überschlag, Brust-Expander, Querbalken, Kamel, Pendel, Pumpe.

16. Schenkel

Knie-und-Schenkel-Streckung, Gespreizte-Bein-Streckung, Kopf-zum-Knie-Streckung, Dreieck, Perfekter Sitz, Becken-Streckung, Arm-und-Bein-Streckung, Querbalken.

17. Taille und Zwerchfell

Twist, Dreieck, Zehen-Twist, Bein-Überschlag, Brunnen, Baucheinzieher, Pumpe.

18. Verspannungen

Nacken-Rollen, Löwe, Kobra, Kerze, Fisch, Brust-Expander, Rock'n Roll, Rumpfbeuge im Sitzen, Rumpfbeuge im Stehen, Knie-und-Schenkel-Streckung, Kopf-zum-Knie-Streckung, Augen-Rollen, Zusammengerolltes Blatt, Schwamm, Tiefatmung.

19. Zehen

Zehen-Balance, Zehen-Twist, Becken-Streckung.

Übungen gegen spezielle Krankheitserscheinungen

1. Anämie

Kerze, Rumpfbeuge im Stehen, Rumpfbeuge im Sitzen, Schwamm (10–15 Min.), Tiefatmung.

2. Asthma

Fisch, Kerze, Berg, Heuschrecke, Kopf-zum-Knie-Streckung, Rumpfbeuge im Sitzen, Rumpfbeuge im Stehen, Kobra.

3. Atembeschwerden

Rumpfbeuge im Sitzen, Rumpfbeuge im Stehen, Pflug, Kerze, Berg, alle Atemübungen, Schwamm.

4. Bandscheibenbeschwerden

Katzen-Streckung, Rumpfbeuge im Sitzen, Heuschrecke, alle stehenden Stellungen, Bogen, Kamel, Kobra, Fisch, Kerze.

5. Diabetes

Kerze, Twist, Kopf-zum-Knie-Streckung, Pflug, Fisch, Berg, Heuschrecke, Rumpfbeuge im Sitzen.

6. Erkältungen

Kerze, beide Rumpfbeugen, Tiefatmung.

7. Fersen

Kerze, Sitzender Held, Dreieck, Knie-und-Schenkel-Streckung.

8. Fettleibigkeit (Gewichtskontrolle)

Pflug, Dreieck, Kobra, beide Rumpfbeugen, Heuschrecke, Twist, Kerze.

9. Galle

Dreieck, beide Rumpfbeugen, Kerze, Kopf-zum-Knie-Streckung, Twist, Heuschrecke.

10. Gelenkreißen, Rückenbeschwerden

Dreieck, Berg, Zusammengerolltes Blatt, Twist, Rumpfbeuge im Stehen, Kerze, Kobra, Heuschrecke.

11. Hämorrhoiden

Fisch, Pflug, Kerze, Bein-Überschlag, Heuschrecke, Bogen.

12. Herzklopfen

Kerze, Pflug, beide Rumpfbeugen, Sitzender Held, Tiefatmung, Wechselseitige Nasenatmung, Schwamm.

13. Hexenschuß

Pflug, Heuschrecke, Bogen, Kobra, Schwamm.

14. Herzbeschwerden

Alle Atemübungen, die Tiefatmung und die Wechselseitige Nasenatmung, ohne dabei den Atem anzuhalten, Schwamm.

15. Hoher Blutdruck

Pflug, Kopf-zum-Knie-Streckung, Rumpfbeuge im Sitzen, Wechselseitige Nasenatmung, Schwamm.

16. Ischias

Bein-Überschlag, Kopf-zum-Knie-Streckung, beide Rumpfbeugen, Kerze, Knie-und-Schenkel-Streckung, Heuschrecke, Bogen, Kobra, Gespreizte-Bein-Strekkung.

17. Kopfschmerzen

Kopfstand, Kerze (3 Min. und länger), Pflug, beide Rumpfbeugen, Wechselseitige Nasenatmung ohne dabei den Atem anzuhalten, Augen-Rollen, Nacken-Rollen.

18. Krampfadern

Kerze, Sitzender und Liegender Held (fortgeschrittene Stellung), Zusammengerolltes Blatt.

19. Menstruationsbeschwerden (Eierstöcke)

Beide Rumpfbeugen, Berg, Fisch, Sitzender und Liegender Held, Gespreizte-Bein-Streckung, Knie-und-Schenkel-Streckung, Kerze, Kobra, Katzen-Strekkung, Dreieck.

20. Müdigkeitserscheinungen

Kerze, Kopfstand, Pflug, Brust-Expander, beide Rumpfbeugen, Twist, Zusammengerolltes Blatt, Wechselseitige Nasenatmung, ohne dabei den Atem anzuhalten, Tiefatmung, Knöchelbeuge.

21. Nieren

Kerze, alle stehenden Stellungen, die Kobra auf den Zehenspitzen, Heuschrekke, Bogen, Kopf-zum-Knie-Streckung, Rumpfbeuge im Sitzen, Knie-und-Schenkel-Streckung, Gespreizte-Bein-Streckung, Bein-Überschlag, Twist, Pflug.

22. Plattfüße

Kerze, Sitzender und Liegender Held, Knie-und-Schenkel-Streckung.

23. Prostata

Bein-Überschlag, Rumpfbeuge im Stehen, Heuschrecke, Bogen, Kopf-zum-Knie-Streckung, Sitzender und Liegender Held, Knie-und-Schenkel-Streckung.

24. Rheuma

Twist, Rumpfbeuge im Sitzen, Pflug, Berg, Heuschrecke, Kopf-zum-Knie-Streckung, Kerze.

25. Rheumatische Beschwerden (Schultern)

Klinge, Pendel, Brust-Expander, Haltungsgriff.

26. Rückenschmerzen

alle stehenden Stellungen, Kerze, Bein-Überschlag, Kopf-zum-Knie-Streckung.

27. Schlaflosigkeit

Kerze, Kobra, Rumpfbeuge im Sitzen, Berg, Pflug, Wechselseitige Nasenatmung, Nacken-Rollen.

28. Sexuelle Schwäche

Kerze, Baucheinzieher.

29. Urin (tropfend)

Kerze, Sitzender und Liegender Held, Fisch, Knie-und-Schenkel-Streckung, Baucheinzieher, Perfekter (Lotos-) Sitz.

30. Verdauungsschwierigkeiten

Kerze, Twist, Kobra, Bogen, Heuschrecke, Pflug, Berg, Pumpe.

31. Verstopfung

Baucheinzieher, beide Rumpfbeugen, Twist, Pflug, Dreieck, Fisch, Kopf-zum-Knie-Streckung, Kerze, Zehen-Balance.

Übungs-Programme

Die Zwölfer-Gruppe (die wichtigsten)

1. Rock'n Roll oder Brust-Expander
2. Kopfstand
3. Kerze
4. Becken-Streckung
5. Pflug
6. Kobra
7. Rumpfbeuge im Stehen
8. Fisch
9. Twist
10. Bogen
11. Kopf-zum-Knie-Streckung
12. Schwamm

Es gibt viele Übungen, die genauso wichtig und bedeutend sind wie die 12 obengenannten. Aber für ein tägliches Übungsprogramm, das möglichst alle Organe und Muskeln des Körpers trainieren soll, ist diese Zwölfer-Kombination am besten. Die Zeiteinteilung hängt davon ab, wie lange Sie die einzelnen Übungen machen. Wenn Sie jede Übung 5 Sekunden lang machen, sich ausruhen, und so oft wiederholen, wie Sie es in einer Minute schaffen, dann brauchen Sie für die 12er-Kombination etwa 15 Minuten. Sie können sich aber auch eine Stunde oder länger Zeit nehmen und sich zwischen den einzelnen Übungen gut ausruhen.

Ein Fünfzehn-Minuten-Programm

1. Kopfstand
2. Kerze
3. Kobra
4. Rumpfbeuge im Sitzen
5. Becken-Streckung

Wenn Sie nur wenig Zeit haben, sollten Sie zumindest diese Übungen täglich machen. Sie können sie auch durch die Stellungen austauschen, von denen Sie genau wissen, daß sie Ihnen besonders gut tun; z. B. die Pumpe, wenn Sie Ihren Bauchansatz loswerden wollen, und den Baucheinzieher, wenn Sie Verdauungsbeschwerden haben.

Übungsprogramm zum Abnehmen

1. Brunnen
2. Kerze
3. Bogen
4. Pflug
5. Fisch
6. Baucheinzieher
7. Pumpe
8. Twist

Ergänzen Sie diese Aufstellung mit Übungen, die ganz gezielt an I h r e n K u m m e r s p e c k gehen. Schlagen Sie in dem Kapitel „Übungen für bestimmte Körperteile" nach, dann wissen Sie, daß Sie genau die Übungen machen, die für Sie am besten sind.

Yoga-Übungen im Büro

1. Brust-Expander
2. Wechselseitige Nasenatmung
3. Twist (auf einem Stuhl)
4. Baum
5. Rumpfbeuge im Stehen
6. Nacken-Rollen
7. Haltungsgriff

Besser als jede Kaffee-Pause ist ein kurzes energieaufladendes Yoga-Programm. In Rußland wurde die Kaffee-Pause durch halbstündige Übungen ersetzt. Dadurch wurde die Produktivität erstaunlich gesteigert. Bringen Sie doch Ihre Kollegen dazu, daß Sie dic Übungen gemeinsam machen, dann macht wenigstens keiner abfällige Bemcrkungon.

Yoga-Übungen für werdende Mütter

1. Berg
2. Tiefatmung mit Anhalten des Atems
3. Zehen-Balance (Hockestellung)
4. Katzen-Streckung (die beiden ersten Phasen)
5. Baum (wenn nötig mit einem Stuhl als Stütze)
6. Knie-und-Schenkel-Streckung
7. Hand-an-die-Wand-Übung

Während der ersten 3 Schwangerschaftsmonate können Sie diese Übungen ohne Gefahr machen, wenn Sie bisher noch keine Fehlgeburten hatten. Sprechen Sie aber in jedem Fall vorher mit Ihrem Arzt darüber.
Die Hockestellung und anschließend die rückenstärkende Katzen-Streckung sind besonders gut für Sie.

Yoga für Kinder

1. Katzen-Streckung
2. Vollatmung
3. Baum
4. Pflug (Purzelbaum nach hinten)
5. Kerze
6. Kobra
7. Brücke
8. Rumpfbeugen
9. Löwe
10. Schwamm

Kinder mögen Yoga und sind bereitwillige und begeisterte Schüler. Da ihre Muskeln ständig in Aktion sein müssen, damit sie sich besser entwickeln, sollte man mit Kindern eine leicht abgewandelte Form des Hatha-Yoga machen. Bringen Sie die Kinder, wenn sie die Katzen- oder Löwenübung machen, dazu, sich richtig wie Löwe oder Katze zu fühlen, mit all den dazu gehörenden Geräuschen. Oder bei der Tiefatmung geben Sie ihnen eine Gummiente oder ein Gummiboot. Mit diesem Gummispielzeug können sie dann untergehen und wieder auftauchen, und damit auf ihrem Bauch spielen, wenn sie den Bauch einziehen und rausstrecken.
Testen Sie den Gleichgewichtssinn Ihrer Kinder, indem Sie sie bei manchen Übungen die Augen schließen lassen. Der Pflug kann leicht zu einem Purzelbaum nach hinten ausgebaut werden, wenn die Kinder die Hände in Schulterhöhe legen, mit den Fingern zum Körper hin, und sich so abstoßen. Wenn Sie aus Versehen zur Seite rollen, dann haben Sie sich nicht gleich stark mit beiden Händen abgestoßen. Bei der Schwammübung sollen sie sich vorstellen, daß sie kraftlose Stoffpuppen seien. Zeigen Sie Ihren Kindern, wie man Yoga macht und Sie werden gemeinsam viel Spaß daran haben.

Ein halbiertes Übungs-Programm

Morgens

1. Brust-Expander
2. Vollatmung
3. Rumpfbeuge im Stehen
4. Becken-Streckung
5. Dreieck
6. Knie- und Schenkel-Streckung
7. Zehen-Twist
8. Arm-und-Bein-Streckung
9. Augen-Rollen

Abends

1. Pumpe
2. Perfekter Sitz (mit Vorwärtsbeugung)
3. Kerze
4. Löwe
5. Twist
6. Baucheinzieher
7. Bogen
8. Pflug
9. Kobra
10. Nacken-Rollen
11. Wechselseitige Nasenatmung
12. Schwamm

Yoga für Leute, die sich das Rauchen abgewöhnen wollen

Die beste Methode, sich das Rauchen abzugewöhnen, ist, seinen Körper wieder an „frische Luft" zu gewöhnen. Machen Sie die folgenden Atemübungen in der frischen Luft:

1. Dynamische Reinigungs-Atmung
2. Tiefatmung
3. Wechselseitige Nasenatmung
4. Kühlende Atmung

Die ersten beiden Atemübungen setzen Sie dabei an den Anfang und das Ende des Übungs-Programmes. Und machen Sie diese Übungen, wann immer Sie an der frischen Luft sind, und jedes Mal, wenn Sie das dringende Bedürfnis haben, zu rauchen.
Kurz vor dem Schlafengehen sollten Sie die wechselseitige Nasenatmung machen. Wenn Sie jahrelang ein starker Raucher waren, kann es passieren, daß Sie anfangs leicht schwindelig von dem vielen Sauerstoff werden, an den Sie nicht mehr gewöhnt sind. Machen Sie sich darüber keine Gedanken. Dieses Gefühl verliert sich, je mehr sich Ihr Körper auf die neuen, gesunden und lebensverlängernden Atmungsgewohnheiten einstellt.